Wolfgang Spiller

Lebensaktive Enzyme

Wolfgang Spiller

Lebensaktive Enzyme

Das Power-Prinzip der Gesundheit

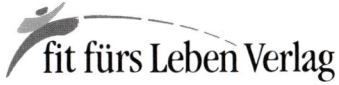

fit fürs Leben Verlag

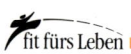
Die Studien und Erkenntnisse über die Anwendungen
in diesem Buch wurden sorgfältig recherchiert und nach
bestem Wissen und Gewissen wiedergegeben.
Alle Informationen ersetzen aber in keinem Fall ärztlichen
Rat und ärztliche Hilfe. Bei erkennbaren Krankheiten ist in
jedem Fall ein Arzt aufzusuchen. Der Verlag und der Autor
übernehmen keinerlei Haftung für Schäden, die sich
durch Anwendung der dargestellten Behandlungsmethoden
oder Rezepturen ergeben, und übernehmen auch keinerlei
Verantwortung für medizinische Forderungen.

Wolfgang Spiller
Lebensaktive Enzyme
Das Power-Prinzip der Gesundheit

1. Auflage 1998
Copyright by Fit fürs Leben-Verlag
in der Waldthausen GmbH & Co. KG
27718 Ritterhude

Titel: Peter Jaruschewski
Gestaltung: Martina Wessels
Lektorat: Britta Kurtz
Druck: Druckservice Rotenburg

Dieses Buch wurde auf chlorfrei gebleichtem
Papier gedruckt.

ISBN 3-89526-025-8
Printed in Germany

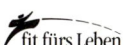

Inhaltsverzeichnis

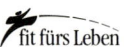

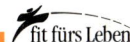

Einleitung

Als vor ca. 700 Jahren norddeutsche Maler in der Stiftskirche von Wildeshagen Bilder aus dem Leben Jesu an die Wände zeichneten, ahnten sie nicht, daß Schimmelpilze und Bakterien ihr künstlerisches Werk zerstören würden. Vor 40 Jahren versuchte man diesen Zerstörungsprozeß aufzuhalten, indem man die Wandmalereien mit Kasein schützte, einem Milcheiweiß, aus dem beispielsweise auch Quark hergestellt wird. Tatsächlich schützte der Kasein-Belag die bemalten Wände, verlieh den Farben sogar stärkere Leuchtkraft und war überdies ein äußerst umweltfreundliches Produkt. Doch die Witterung mit ihrer norddeutschen Kühle ließ Mikroorganismen auf den nährstoffreichen Kaseinschichten prächtig gedeihen und die Malerei stärker als zuvor altern. Hinzugezogene Experten auf dem Gebiet des Denkmalschutzes fanden rasch eine Lösung. Sie entwickelten spezielle Zellulosemassen, die mit Wasser gefüllt sind und ein chemisches Enzymbatallion auf der Oberfläche tragen. Die Restauratoren tragen die Zellulose einfach auf die Wandmalerei auf und können dann je nach herrschender Temperatur abwarten, bis die Enzyme sämtliches Kasein abgebaut haben. Anschließend wird die Zellulosemasse entfernt und kann problemlos entsorgt werden, da alle Bestandteile biologisch abbaubar sind.

Anfang dieses Jahrhunderts suchte *John Beard,* ein schottischer Arzt, nach neuen Wegen, um seine Krebspatienten zu behandeln. Er wußte um die Heilwirkung, die von den enzymreichen, eiweißzersetzenden Extrakten aus Pflanzen und der Bauchspeicheldrüse ausgeht. Er stellte gereinigten Bauchspeicheldrüsenpreßsaft her und spritzte ihn seinen Krebspatienten in die Vene oder in die Nähe des Tu-

Der Kasein-Belag schützte die bemalten Wände

7

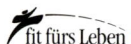
mors. Sehr häufig erreichte er einen Wachstumsstillstand, manchmal sogar eine Rückbildung der Tumore.

Am *Institut für Biotechnologie* sind Mikroorganismen beziehungsweise Enzyme isoliert und charakterisiert worden, damit Kohlenwasserstoffe oder chlorhaltige organische Verbindungen abgebaut werden können. Umweltrelevante Anwendungen, zum Beispiel zur Bodensanierung, werden durchgeführt. Ferner werden Aromastoffe für Lebensmittel durch Einsatz geeigneter Enzyme hergestellt. Durch gentechnologische Verfahren ist einer Arbeitsgruppe die Optimierung industrieller Hefen und Hyphenpilze gelungen. Zum Beispiel produzieren diese geringe Mengen Diacetyl (Geruchsstoff in Butter, Essig und Kaffee) und Ethanol (Alkohol) beziehungsweise bilden tierische, pflanzliche oder bakterielle Enzyme oder Wirkstoffe.

Mit Enzymen werden Aromastoffe für Lebensmittel hergestellt

1895 wurde *Gaylord Hauser* in Tübingen als elftes von 13 Kindern geboren. Als kleiner Junge erkrankte er sehr schwer an Knochentuberkulose. Die Ärzte hatten ihn aufgegeben. Seine Eltern brachten ihn in die Schweiz, damit er dort seine letzten Tage verbringen konnte. Dort traf er einen alten Bergbauern, der sich verwundert über die deftige Kost des Kindes äußerte. Er empfahl ihm, statt zuviel Eiweiß und fetter Kost lieber frische Beeren, Grüngemüse und Getreideflocken zu essen und rohe Milch zu trinken. Der Rat des Bauern wurde befolgt, und der Junge gesundete von Tag zu Tag und starb erst im Alter von 89 Jahren. *Gaylord Hauser* gründete 1922 in Amerika die erste Ernährungsklinik und heilte dort mit Erfolg viele kranke Menschen mit enzymreicher, lebendiger Nahrung.

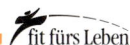
I. Enzyme – Die Zündfunken des Lebens

Enzyme sind wichtige Biokatalysatoren in unserem Körper ebenso wie in unserer Umwelt. Erst Enzyme ermöglichen die Wirkung anderer lebenswichtiger Vitalstoffe in unserer Nahrung. Sie sind in der Lage, Mikroorganismen zu verändern und abzubauen. Enzyme sind die Zündfunken des Lebens, da ohne diese vom Organismus selbst gebildeten, hochmolekularen Eiweißstoffe und deren Aktivitäten kein Leben möglich wäre. Sie aktivieren und beschleunigen biochemische Reaktionen, ohne dabei verbraucht zu werden. Es gibt keine Reaktion in unserem Organismus, die nicht durch Enzyme gesteuert wird, keine Körperfunktion, die nicht unter ihrer Kontrolle steht.

Enzyme wirken an biochemischen Reaktionen mit

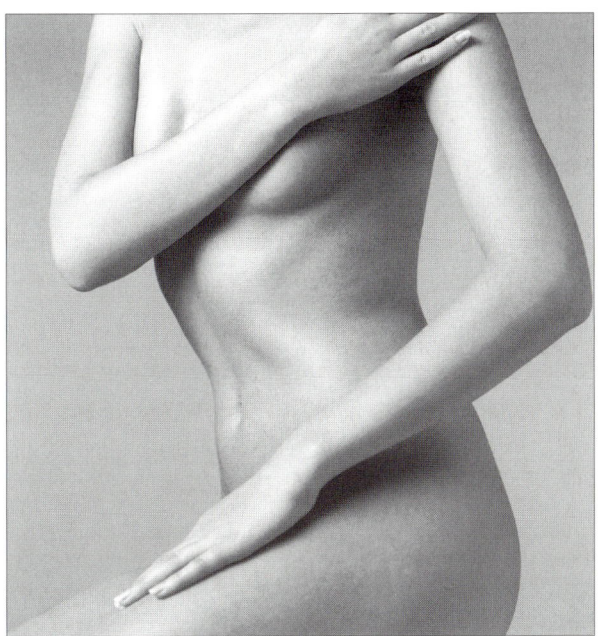

Enzyme sind wichtige Biokatalysatoren in unserem Körper

9

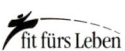

> ➤ Ohne Enzyme würde die Verdauung von einem Stück Fleisch 1.000 Jahre dauern

> ➤ Ohne Enzyme würde es gut 60.000 Jahre dauern, bis Obstsaft zu Alkohol vergärt

> ➤ Eine Reaktion mit einem Enzym ist durchschnittlich eine Million mal schneller als ohne Enzym

Funktion und Aufbau von Enzymen

> ➤ Durch Mitwirkung von Enzymen können in lebenden Organismen Stoffwechselprozesse ablaufen, die sonst unmöglich wären oder zu lange dauern würden

> ➤ Enzyme sind wahre Tempomacher bei Stoffwechselprozessen

> ➤ Bei Vitamin- und Mineralstoffmangel wird die Aktivität vieler Enzyme gedrosselt, und die von ihnen abhängigen Körperfunktionen können nicht mehr ablaufen

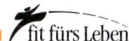

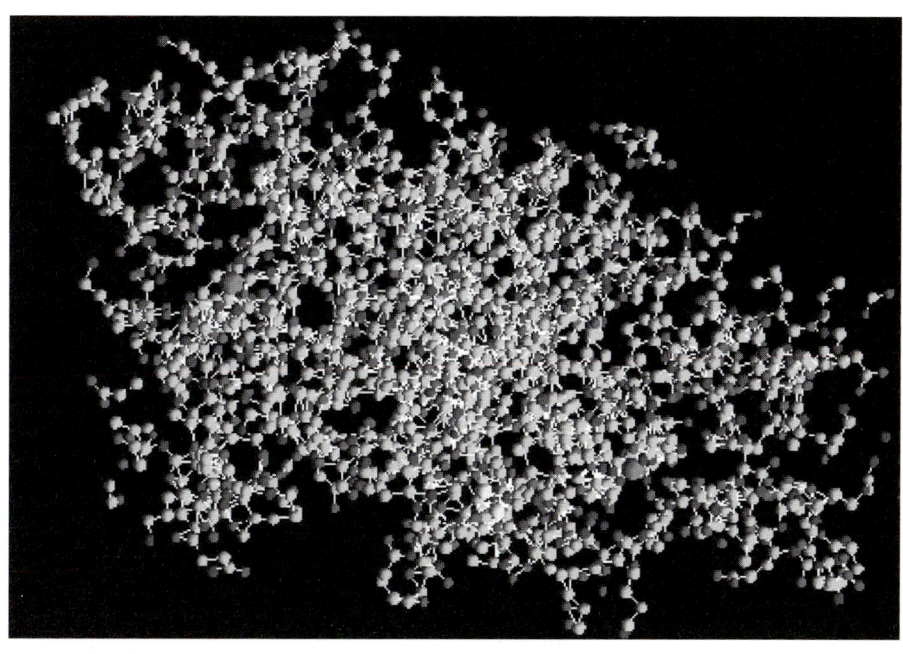

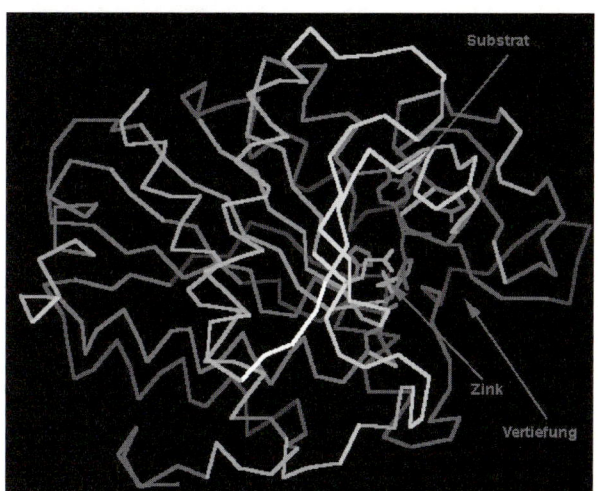

*Räumliche Struktur
eines Enzyms*

*Enzym als gezeichnetes
Strukturmodell*

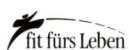

*Enzyme
verlangsamen
Alterungsprozesse*

➤ Enzyme haben im Körper vielerlei Aufgaben.
Sie wirken als Katalysatoren und regulieren alle
unsere Stoffwechselprozesse:

- Regulierung der Verdauung

- Zusammensetzung, Resorption und
  Ausscheidung der Nahrung

- Regenerierung der Zellen

- Blutgerinnung

- Ausscheidung von verbrauchten Stoffen
  und Schadstoffen

- Unterstützung des Nervensystems

- Aufnahme und Verarbeitung von Sauerstoff

- Ausscheidung von Kohlendioxyd

- Erzeugung der Körperenergie

- Regulierung von Körpertemperatur und
  Hormonspiegel

- Verlangsamung biologischer Alterungsprozesse

- Abbau von Entzündungsstoffen

- Abbau von Tumorgewebe

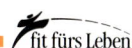

Was sind Enzyme?

Enzyme sind so alt wie die Natur selbst. Sie waren beteiligt, als sich unbelebte Materie in belebte Materie umwandelte, als sich Moleküle zur ersten Urzelle zusammenschlossen. Ohne Enzyme und deren Aktivitäten wäre kein Leben möglich. Sie gehören zu den vielseitigsten Substanzen, die in der Natur vorkommen. Jede Körperreaktion wird durch Enzyme gesteuert. Wenn Sie ein Glas Bier trinken, wird das Enzym Alkoholdehydrogenase in Ihrer Leber aktiviert, um den für den Körper schädlichen Alkohol in die harmlosen Substanzen Wasser und Kohlendioxyd abzubauen.

Enzyme können allerdings nicht nur entgiften. Unzählige komplexe enzymgesteuerte Regulationsmechanismen sorgen dafür, daß alle Körperzellen mit Nährstoffen versorgt werden. Enzyme bekämpften in den Körper eingedrungene Fremdstoffe und Keime, regenerieren lokale Defekte und bauen Entzündungsstoffe ab. Bei einem gesunden Menschen befinden sich diese von Enzymen gesteuerten Auf- und Abbauvorgänge im Gleichgewicht. Gerät der Enzymhaushalt aus der physiologischen Balance, entstehen akute und chronische Erkrankungen in unserem Organismus.

Ohne Enzyme und deren Aktivitäten wäre kein Leben möglich

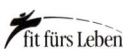

Enzyme bestehen in der Regel aus zwei wichtigen Komplexen:

1. dem Eiweißanteil (aufgebaut aus verschiedenen Aminosäuren, den Grundbausteinen jeder Eiweißstruktur, Apoenzym genannt) und
2. dem wirksamen Enzym,dem Teil also, der die spezifische Aufgabe des Enzyms ausmacht (prosthetische Gruppe genannt).

Co-Enzyme ergänzen die Basis-Enzyme

Enzyme	
Apoenzym	Eiweißanteil des Enzyms
Holoenzym	das wirksame Enzym (prosthetische Gruppe)
Co-Enzym	zusätzliche chemische Verbindung der prosthetischen Gruppe; großer Teil gehört zu den Vitaminen (vor allem der B-Gruppe); enthalten häufig Phosphorsäure, Eisen, Magnesium, Kupfer, Kobalt, Mangan, Zink und andere Mineralsalze oder Spurenelemente.

Das Zink, als Bestandteil bestimmter Co-Enzyme, ist für die Herstellung von 80 verschiedenen Enzymen unbedingt erforderlich.

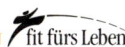
In vielen Fällen wird das Basisenzym durch ein Co-Enzym ergänzt, das spezielle Aufgaben übernimmt, damit Verstoffwechslungsprozesse schneller ablaufen können.

Einige B-Vitamine fungieren als Co-Enzyme. Außerdem enthalten Co-Enzyme Mineralsalze und Spurenelemente. So ist das Spurenelement Zink als Bestandteil bestimmter Co-Enzyme für die Herstellung von 80 verschiedenen Enzymen unbedingt erforderlich. Darum sollten wir in der Ernährung darauf achten, genügend Mineralien und Spurenelemente aufzunehmen, um die zentralen Elemente für die Enzymproduktion bereitzustellen. Optimal erreichen wir das über eine lebensaktive Ernährung (siehe Seite 54), ergänzt mit frischgepreßten Pflanzensäften und Enzymhefezellen, die unter Sauerstoffzufuhr auf fruchtsafthaltigen Nährböden gezüchtet werden.

Das Basisenzym wird durch ein Co-Enzym ergänzt

Enzyme lassen sich in drei Gruppen einteilen:

1. Exkretorische Enzyme wie z.B. die Verdauungsenzyme
2. Plasmaspezifische Enzyme wie z.B. die Enzyme des Blutes
3. Zellständige Enzyme wie z.B. die Enzyme der Atmungskette in den Mitochondrien

Die bekannteste Enzymgruppe ist sicher die der Verdauungsenzyme, der sogenannten Hydrolasen. Sie lösen chemische Verbindungen und sind wichtige Verdauungs- und Regulationsenzyme. Zu ihnen gehören unter anderem Pepsin und Trypsin, welche wir für die Eiweißaufspaltung

15

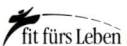

benötigen. Isomerasen bauen Moleküle um, ohne etwas hinzuzufügen oder wegzunehmen, so können sie Glukose (Traubenzucker) in Fruktose (Fruchtzucker) umwandeln. Ligasen bauen neue Verbindungen auf. Sie sind beteiligt am Aufbau des genetischen Materials der DNS und RNS. Lyasen wiederum lösen chemische Verbindungen. Sie sind die Gegenspieler der Ligasen. Zu ihren Aufgaben gehört es unter anderem, Fettsäuren aufzulösen.

Die Zerstörung von Enzymgruppen kann zur Entartung führen

Weitere wichtige Enzyme sind die sogenannten Oxydoreduktasen. Sie regulieren die Funktion der Zellatmung und sorgen dafür, daß der Zelle genügend Energie zur Verfügung steht, um leistungsfähig zu sein. Die Inaktivierung oder Zerstörung dieser Enzymgruppen kann zur Entartung einer Zelle führen; es entsteht Krebs. Als letzte wichtige Enzymgruppe müssen die Transferasen beachtet werden. Sie übertragen ganze Atomgruppen von einem Stoff zum anderen.

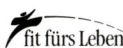

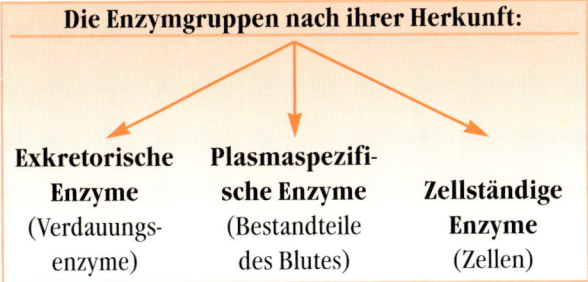

Die Enzymgruppen nach ihrer Herkunft:

Exkretorische Enzyme (Verdauungs-enzyme)

Plasmaspezifi-sche Enzyme (Bestandteile des Blutes)

Zellständige Enzyme (Zellen)

	in Gruppen
Hydrolasen	lösen chemische Verbindungen, sind wichtige Verdauungs- und Regulationsenzyme (Fettspaltende Enzyme [Pepsin, Trypsin])
Isomerasen	bauen Moleküle um, ohne etwas hinzuzufügen oder wegzunehmen (Glukose in Fruktose umwandeln)
Ligasen	bauen neue chemische Verbindungen auf, z.B. das genetische Material der DNS und RNS
Lyasen	lösen chemische Verbindungen, z.B. Aufbau von Fettsäuren (Gegenspieler von Ligasen)
Oxydo-reduktasen	sie ermöglichen biologische Oxidation und Reduktion (z.B. Zellatmung)
Transferasen	übertragen ganze Atomgruppen von einem Stoff zum anderen

Enzyme sorgen ebenfalls für die Verdauung

17

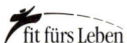

Enzympräparate: Hilfe zur Selbsthilfe

Heute sind wir in der Lage, dem Körper von außen Enzyme zuzuführen, um so seine Leistungsfähigkeit und sein Wohlbefinden zu erhalten oder wieder herzustellen. Lebensaktive Enzyme entfalten ihre Wirkung im gesamten Körper, sie können nicht auf ein bestimmtes Organ oder Organsystem oder einem Erkrankungsherd gezielt eingesetzt werden. Somit bedeutet Enzymtherapie in Form von Enzympräparaten wie zum Beispiel Enzymhefezellen sowie lebensaktiver Ernährung mit frischgepreßten enzymreichen Pflanzensäften immer eine Regeneration unseres Gesamtorganismus.

Enzymreiche Lebensmittel stärken unseren Organismus

Durch die Verabreichung von Enzymen werden Defizite ausgeglichen; die Enzyme und ihre Begleitstoffe gelangen über die Blutbahn in die betroffenen Gewebsareale und unterstützen den Körper in der Auf- und Abbauarbeit. Zudem greifen sie in Entzündungsgeschehen ein und beschleunigen den Gesundungsprozeß. Darüber hinaus steigern Enzympräparate die Abwehrbereitschaft des Körpers. Sie können somit eine wirksame und gut verträgliche Begleitbehandlung bei allen Krankheiten darstellen, da sie das Immunsystem unterstützen.

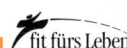

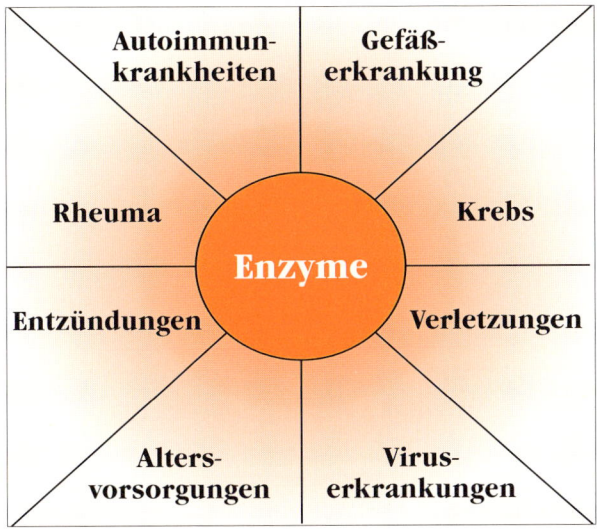

Enzyme – Hilfe zur Selbsthilfe des Körpers

Aufbau und Wirkungsweise von Enzym-hefezellen

Jeder kennt sie – vom Backen, vom Bier – aber nur wenige wissen, was wirklich in der Hefe steckt. Dieses **Lebensmittel,** im wahrsten Sinne des Wortes, kann viel mehr bewirken, als wir bisher wußten. Hefe wird sowohl bei Nagelbrüchigkeit und Haarausfall eingesetzt, als auch gegen Durchfallerkrankungen und andere Beschwerden. Verfolgt man die Geschichte der Hefe von heute bis zur Antike zurück, dann zeigt sich, daß die Hefe seit über 6.000 Jahren ein Allheilmittel ist.

Die Babylonier haben Bier nach Rezepten gebraut, die sie in Keilschrift in Steintafeln schlugen, um sie an die nächsten Generationen weiterzugeben. Die Bierhefe war den

Hefe wirkt antibiotisch

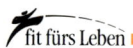

Babyloniern und den Ägyptern als Mittel gegen die gefürchteten Durchfälle bekannt.

Zahlreiche Untersuchungen beweisen, daß Hefe noch mehr leisten kann. Sie wirkt antibiotisch, verdrängt krankmachende Keime und führt zu einer Hemmung von im Darm gebildeten Fäulnisstoffen.

Diese jahrtausendalten Kulturhefen, mit denen die Menschen Brot backen und Alkohol erzeugen, gehören überwiegend zur Gattung der *Saccharomyces cerevisiae,* was wörtlich übersetzt »Zuckerpilz des Bieres« heißt.

Hefe hemmt die im Darm gebildeten Fäulnisstoffe

Im 17. Jahrhundert wurden Hefezellen durch Einsatz des gerade erfundenen Mikroskops für das menschliche Auge sichtbar gemacht. Damit begann die wissenschaftliche Erforschung dieses Einzellers. In der Volksheilkunde gilt die Hefe unter anderem als Mittel gegen Blutarmut, Zuckerkrankheit, als Hautmittel, Magen-Darmmittel und Leberschutzstoff. Heute wissen wir, daß Hefezellen Wirkungen bei vielen Formen der Abwehrschwäche zeigen, außerdem stimulieren sie die Zellatmung und können Geschwülste heilen.

Enzymhefezellen sind ein Lebenselixier für die Mitochondrien,[1] die »Kraftwerke« in unseren Zellen. Sie bieten Schutz vor freien Radikalen und sind Kraftnahrung für die Körperzellen. Enzymhefe wird in einem mehrtägigen, speziellen biologischen Verfahren bei maximal 32° C unter Sauerstoffzufuhr hergestellt. Als Nährmedium dienen Ap-

---

[1] *Die Mitochondrien haben eine wichtige Aufgabe bei der Zellatmung; sie enthalten Enzyme und versorgen die Zelle mit Sauerstoff*

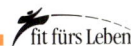
fel-, Orangen-, Grapefruit- und Zitronensaft. Es findet keine Filterung statt, so daß die Hefe nicht vom wertvollen Substrat getrennt wird. Anschließend werden wertvolles Weizenkeimöl, Weizenkeimextrakt und Vitamin C zugesetzt. Die Haltbarkeit der Enzymhefe ergibt sich durch den von den Hefezellen produzierten Alkohol, ca. 13% vol.

Die Entwicklung der Enzymhefezellen findet auf Vitaminnährböden statt, die die antioxidativen Vitamine C und E, Betacarotin sowie natürliches Selen enthalten. Da die Wachstumsbedingungen der Enzymhefezellen so hervorragend sind, enthalten sie sämtliche Enzyme, Vitamine, Mineralstoffe und Spurenelemente in einer hochaktiven und wirksamen Form. So stärken Enzymhefezellen die Abwehrkraft durch Zellwandbestandteile wie polymere Kohlenhydratstrukturen (Glucane, Mannane = Riesenmoleküle von Kohlenhydratverbindungen), schützen die Körperzellen durch hochaktive Mitochondrien, durch Co-Enzym Q10[2] sowie ihren hohen Gehalt an lebenswichtigen Enzymen, Vitalstoffen (insbesondere die B-Vitamine), einschließlich Folsäure und Biotin, Spurenelementen und Co-Enzym A.

Die biologisch akiven Enzymhefezellen enthalten weiterhin 20 Aminosäuren, 14 Mineralien, 17 Vitamine und wichtige Enzyme. Sie verbessern die Sauerstoffverwertung der Körperzellen, unterstützen den natürlichen Stoffwechsel der Zellen, erhalten das körpereigene Abwehrsystem, fördern die körperliche Leistungsfähigkeit und pflegen die natürliche Darmflora.

Enzyme verbessern die Sauerstoffverwertung der Körperzellen

[2] *Dieses Co-Enzym bildet ein Redoxsystem in der Atmungskette und ist darum ein wichtiger Bestandteil der Energiegewinnung in der Zelle*

21

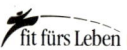
Drei Eßlöffel flüssiger biologisch aktiver Enzymhefezellen enthalten folgende Wirkstoffe:

150 Milliarden Enzymhefezellen	
Vitamin B_1	3,2 mg
Vitamin B_2	3,4 mg
Vitamin B_6	2,0 mg
Vitamin B_{12}	3,2 mcg
Vitamin E	33,0 mg
Vitamin C	218,0 mg
Betacarotin	10,0 mg
Biotin	160,0 mcg
Niacin	5,0 mg
Folsäure	0,4 mg
Pantothensäure	3,6 mg
Ergosterin	11,0 mg
Selen	120,0 mcg
Chrom	50,0 mcg
Zink	1,4 mg
Eisen	0,3 mg
Molybdän	in Spuren
Mangan	in Spuren
Kupfer	in Spuren
Kobalt	in Spuren
Kalcium	29,0 mg
Kalium	220,0 mg
Magnesium	11,0 mg
Natrium	25,0 mg
Phosphor	210,0 mg

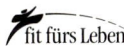

20 Aminosäuren, darunter Methionin, Cystin	
Enzyme	Superoxid-Dismutase
	Katalase
	Proteasen
	Invertase
	Cytochromoxidase
	Alkoholdehydrogenase
Weitere biologische Substanzen wie	
	Glucane, Mannane, DNA, RNA
	Q6, Peptide

Enzyme im Leistungssport

Eine aktuelle Studie belegt die hohe Wirksamkeit von En- zymhefezellen im Leistungssport.[3] Am Lehrstuhl für Reha- bilitative und Präventive Sportmedizin der Medizinischen Universitätsklinik Freiburg untersuchten *Prof. Aloys Berg* und Mitarbeiter an 15 Ausdauerathleten die Wirkung en- zymreicher Hefezellen im Härtetest. Nach intensiver kör- perlicher Belastung (15 km Cross-Lauf unter Wettkampf- bedingungen) waren die Sportler leistungsfähiger, erhol- ten sich schneller, und ihr Immunsystem war stärker als vor der Einnahme.

Die Sportler waren leistungsfähiger und erholten sich schneller

[3] *Die Ergebnisse dieser Studie wurden in der Deutschen Zeitschrift für Sportmedizin im Dezember 1997 unter dem Titel »Wirkung eines bio- logischen Kombinationspräparates auf Enzym-Hefezellbasis auf Muskel- streß und Immunsystem« sowie in der Ärzte-Zeitung vom 21. Januar 1998 veröffentlicht*

23

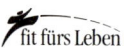

Durch Sport steigt der oxidative Streß

Durch sportliche Aktivität entstehen mehr freie Radikale,[4] und der oxidative Streß steigt für die Zellen stark an. Dadurch kommt es zu Zellschäden und Zellzerstörungen. Enzyme, die sich normalerweise in den Zellen befinden, werden freigesetzt und gelangen ins Blut, wo sie gemessen werden können (2). Ein solches Enzym ist beispielsweise die Kreatinkinase. Nach der Einnahme von Enzymhefezellen sank der Wert um bis zu 70%. Dies bedeutet, daß weniger Muskelzellen zerstört wurden (1).

Auf allen Ebenen der Auswirkungen der körperlichen Belastungsstituation,

(1.) Membranschädigung der Muskelzellen
(2.) Zellzerstörung
(3.) zelluläre Abräumreaktion der Zelltrümmer
(4.) Freisetzung der Entzündungsmediation,

konnte also eine eindeutige Wirkung nachgewiesen werden. Diese Wirkung wurde bisher bei keiner anderen Substanzgruppe gefunden.

Diese Ergebnisse lassen zwei Schlüsse zu. Zum einen kann durch die exogene Zufuhr (von außen) von Antioxidantien und Schutzenzymen die Toleranz gegenüber einem möglichen oxidativen Streß erhöht werden, zum anderen kann die Zufuhr der Enzymhefezellen zu einer geringeren Inanspruchnahme der endogenen antioxidativen Schutzsysteme führen.

[4] *Freie Radikale sind hochaktive Verbindungen, die die Zelle schädigen*

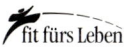

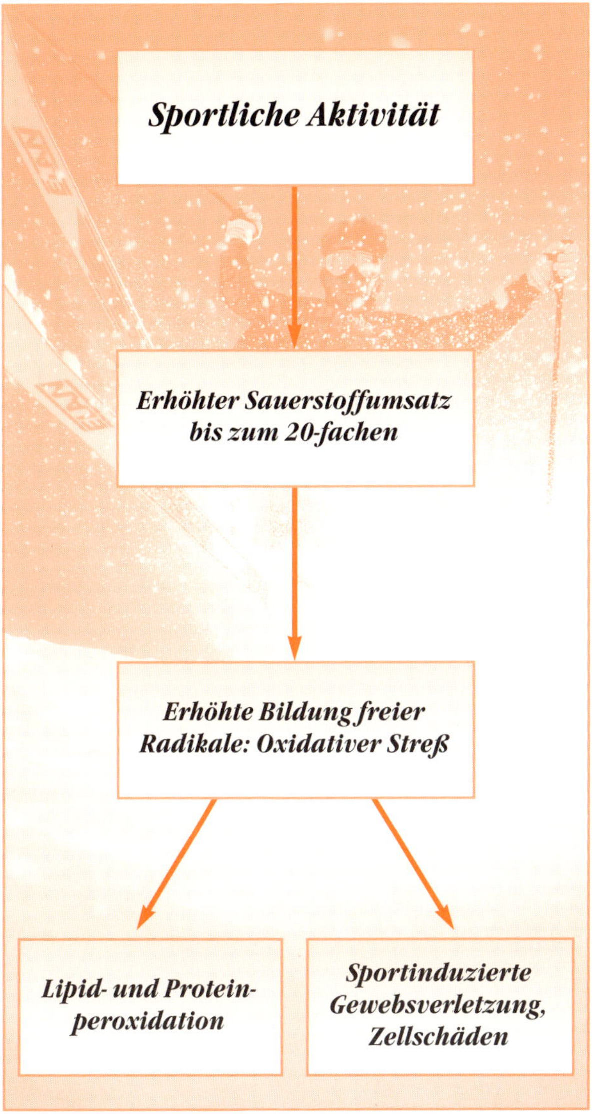

Sportliche Aktivität

↓

Erhöhter Sauerstoffumsatz bis zum 20-fachen

↓

Erhöhte Bildung freier Radikale: Oxidativer Streß

Lipid- und Protein-peroxidation

Sportinduzierte Gewebsverletzung, Zellschäden

Sportliche Aktivität

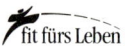
Bei den Sportlern wurden folgende Beobachtungen gemacht:

1. Serum-Myoglobin, ein Maß für Muskelstreß, stieg nach der Hefe-Kur wesentlich weniger stark an; ein Beweis dafür, daß die Muskelzellen viel besser mit Belastungen fertig wurden.
2. Kreatinkinase zeigte ebenfalls einen deutlich geringeren Anstieg, was auf verminderte Schädigung der Zellmembran hindeutet.
3. Glutamat-Oxalacetat-Aminotransferase lag niedriger durch die eingetretene Stabilisierung der Zellmembran.
4. Anstieg der Gluthation-Peroxidase, was bedeutet, daß dieses Enzym nicht mehr so stark verbraucht wird als Fänger von freien Radikalen, da diese Aufgabe die Inhaltsstoffe der Enzymhefe zum Teil bereits verrichtet haben.
5. Fibrinogen/Fibronectin: Der Abfall des Fibrinogens bei gleichzeitigem Anstieg des Fibrinectins gilt als Zeichen für einen geringeren Entzündungsreiz – ein Hinweis darauf, daß weniger Zelltrümmer anfielen.
6. Monocytenaktivität: Sie lag niedriger, was sich damit erklären läßt, daß die Selbstheilungskräfte des Körpers weniger aktiv sein müssen. Hier könnte die Erklärung für eine verbesserte Immunabwehr nach Einnahme von Enzymhefe liegen.

Enzymhefezellen weisen die höchste Nährstoffdichte aller Lebensmittel im Pflanzenreich auf

Diese aus dem Leistungssport gewonnenen Erkenntnisse über die intensiven Wirkungen der Enzymhefezellen sollten von der präventiven Medizin genutzt werden.

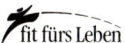

Durch die Fülle an Vital- und Wirkstoffen kann Enzymhefe in vielen Fällen wirksam werden. Die Anwendungsmöglichkeiten liegen in folgenden Bereichen:

- Entgiftung
- Stärkung des Immunsystems
- Krebsverhütung
- Hautprobleme
- Darmentgiftung und Darmsanierung
- Rekonvaleszenz
- verringerte körperliche oder geistige Leistungsschwäche
- Verstopfung
- Vorbeugung von Osteoporose
- bei erhöhtem Ernährungsbedarf durch Sport, Streß, Wachstum etc.
- Unterstützung in der Sauerstofftherapie
- zur Reinigung der Gefäße und Vorbeugung von Gefäßverkalkung

Entgiftung und Krebsverhütung durch Enzymhefe

27

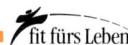
fit fürs Leben

2. Enzyme zur Behandlung von Krankheiten

Die positive Wirkung bestimmter enzymreicher Pflanzen und Früchte auf unseren Organismus ist seit langem bekannt. Die *Cheyenne*-Indianer z.B. behandelten Lebererkrankungen erfolgreich mit enzymreichen Kräuterextrakten. Die *Inkas* verwendeten Papayas und Ananas für die äußerliche Wundbehandlung, und die Ureinwohner von Guadeloupe pflegten ihren Teint mit Ananasbrei. Feigensaft wirkt schützend auf die Schleimhäute des Magen-Darm-Traktes und fördert die Verdauung. Frisch gepreßter Weißkohlsaft heilt Magengeschwüre, und Enzyme der Sojabohne schützen vor Krebs.

Die moderne Enzymforschung kann heute sehr genau die Wirkmechanismen einzelner Enzyme beschreiben und für die Heilung bestimmter Krankheiten einsetzen. So sind heute Enzymtherapien aus der Behandlung von Entzündungen, Rheuma, Multipler Sklerose, Durchblutungsstörungen, Virusinfektionen und Krebs nicht mehr wegzudenken. Seit Wissenschaftlern 1938 die Isolierung und 1969 die Synthetisierung von Enzymen gelungen ist, werden in den Fällen hochdosierte Enzymtherapien zur Krankheitsbekämpfung mit Erfolg eingesetzt, in denen ernährungstherapeutische Maßnahmen allein nicht genügend heilende Enzyme von außen zuführen können oder der Heilungsprozeß zu lange dauern würde. Die Eigenschaft von Enzymen, bestimmte Eiweißstrukturen aufspalten zu können, macht sie so bedeutsam für die Behandlung einiger Krankheiten.

Enzymtherapie bei Entzündungen und Rheuma

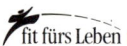
Die Wirkung von Enzymen bei Entzündungen

Entzündungen entstehen dann in unserem Organismus, wenn durch Veränderung des Gewebemilieus die Schleimhäute zur Eintrittspforte von Bakterien und Viren werden. Das Milieu unseres Organismus verändert sich hauptsächlich durch säureüberschüssige Nahrung (z.B. durch Eiweißüberschuß bei hohem Fleisch-, Wurst- und Milchproduktekonsum sowie Zucker, Kaffee und Alkohol). Übersäuertes Gewebe provoziert die Ausschüttung von sogenannten Entzündungsmediatoren, die im Gewebe eine lokale Entzündungsreaktion hervorrufen können; denken Sie an Hexenschuß, Arthritis oder Gicht. Bei Entzündungsreaktionen im Lymphsystem kommt es zu Mandelentzündungen, Nasennebenhöhlenentzündungen, vereiterten Zähnen oder zu einer einfachen Erkältung.

Ein übersäuerter Organismus ruft Entzündungen hervor

Die in und auf unserem Körper vorhandenen Keime können sich im milieuveränderten und immunschwachen Gewebe besser vermehren und geben der Entzündung eine besondere Dynamik. Durch die typischen Entzündungsreaktionen aktiviert unser Organismus das Immunsystem und eine Vielzahl von Enzymsystemen, um die Entzündung abzubauen und die daran beteiligten Keime zu zerstören. Anders sieht es jedoch bei chronischen Entzündungsprozessen aus. Hier ist das Immunsystem mit der Abwehr überfordert, die chronische Säurebelastung für den Körper ist zu hoch, und das Abwehrsystem hat häufig komplizierte Immunkomplexe gebildet, die körpereigenes Gewebe angreifen und zerstören. Solche Vorgänge treten besonders massiv bei den sogenannten Autoimmunerkrankungen auf. Der Körper beginnt, eigenes Zelleiweiß

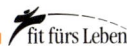
anzugreifen und aufzulösen. Es entstehen schlimme Entzündungsherde in den Gelenken, wie bei der rheumatoiden Arthritis, oder im Organgewebe, wie bei einer bestimmten Form der Schilddrüsenentzündung, oder in der Haut, wie bei *Lupus erythematodes,*[5] um nur einige zu nennen.

Enzyme aus der Nahrung, wie Papain in Papaya[6], Bromelain in der Ananas, Trypsin, Katalase und Chymotrypsin aus der Sojabohne oder aktivierten Enzymhefezellen helfen, solche Entzündungsreaktionen zu verhindern oder abzubauen. Die Enzyme, die Entzündungsherde und Immunkomplexe abbauen, spalten das Eiweiß der Viren und Bakterien. Die attackierten Bakterien und Viren werden so geschädigt, daß sie zugrundegehen oder von den Abwehrzellen unseres Körpers erkannt und bekämpft werden können.

Was können Sie bei Entzündungen tun?

Führen Sie ein paar Tage ein Enzymfasten durch (siehe Seite 83), damit Ihr Körper seine Energie für die Selbstheilung verwenden kann und nicht mit der Verdauungsarbeit beschäftigt ist. Trinken Sie während des Tages 3–4 Gläser frischgepreßten Ananassaft, denn das Bromelain besitzt eine stark entzündungshemmende Eigenschaft. Beim Pressen der Ananas verwenden Sie bitte den inneren Strunk mit, da dieser den höchsten Anteil an Bromelain enthält. Nehmen Sie zusätzlich 3 x 1 Eßlöffel Enzymhefe-

Frisch gepreßter Ananassaft wirkt entzündungshemmend

[5] *Schmetterlingsflechte; entzündliche Hauterkrankung mit bläulichroten Hautflecken*
[6] *Barbara Simonsohn, »Papaya – der Baum der Gesundheit«, Fit fürs Leben-Magazin 3/98*

31

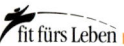
zellen ein, und machen Sie täglich einen Einlauf mit ca. 500–750 ml körperwarmem Wasser. Verwenden Sie für den Einlauf einen Irrigator aus der Apotheke sowie ein Darmrohr aus Gummi, Größe 16; damit können Sie das Wasser tiefer in den Enddarm einfließen lassen. Sie erreichen damit eine bessere Reinigung und Giftausscheidung.

Bei chronischen Entzündungen empfiehlt sich ein längeres Fasten von 2–3 Wochen mit Enzymhefezellen sowie eine gründliche Darmreinigung mit einer Colon-Hydro-Therapie. Die Colon-Hydro-Therapie ist eine langbewährte Methode der gründlichen Reinigung des Dickdarmes.[7] Mit Hilfe eines Gerätes wird der Darm 30–45 Minuten ganz sanft mit gereinigtem Wasser durchspült, und dabei werden alte Kotreste und Ablagerungen aufgelöst und herausgeschwemmt. Diese Spülungen werden von den meisten Patienten als sehr wohltuend empfunden.

Mit einer Colon-Hydro-Therapie wird der Darm intensiv gereinigt

Entzündung ist der Ausdruck einer komplexen lokalen Reaktion des Gefäß- und Bindegewebes.

Entzündungszeichen sind:

- Rötung
- Wärme
- Schwellung
- Schmerz
- Funktionsstörung

[7] *Dr. Thomas Schultz-Wittner, »Das Buch der ganzheitlichen Darmsanierung. Gesund durch Colon-Hydro-Therapie«*

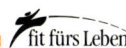
Auslösende Faktoren sind:

- Übersäuerung
- Giftbelastung
- chemische und physikalische Reize
- Bakterien, Viren, Pilze

Natürliche Entzündungstherapie:

- Fasten
- frischgepreßte enzymreiche Obst- und Gemüsesäfte
- Einläufe oder Colon-Hydro-Therapie
- proteolytische (eiweißabbauende) Enzyme und Enzymhefezellen
- anschließend: lebensaktive Ernährung (siehe Seite 54)

Die Wirkung von Enzymen bei Rheuma

Rheuma ist neben den Allergien das häufigste Krankheitsbild in den Industrieländern. Allein in Deutschland leiden ca. 20 Millionen Menschen an rheumatischen Erkrankungen. Rheuma ist ein Oberbegriff für eine Vielzahl akuter und chronischer Erkrankungen der Gelenke und der Muskulatur. Die häufigsten rheumatischen Erkrankungen sind rheumatoide Arthritis, Fibromyalgie, Morbus Bechterew, Morbus Reiter und die Psoriasis arthropatica. Erschreckend ist die starke Zunahme von rheumatischen Erkrankungen bei Kindern. Rheumatische Erkrankungen werden meistens durch langanhaltende gesundheitliche Störungen verursacht. Auslöser sind oft Infektionen und Entzündungsherde, Veränderungen im Hormonhaushalt, seelische Belastungen, Ernährungsstörungen und Umwelteinflüsse.

Ein Viertel der Bevölkerung leidet unter Rheuma

33

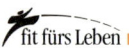
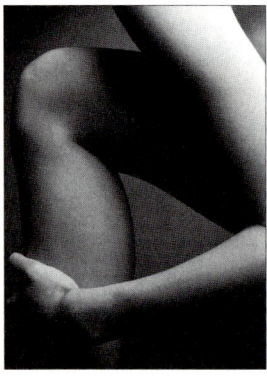

Für den Ausbruch von Rheuma sind mehrere Faktoren verantwortlich

Eine besondere Eigenart der Krankheit besteht in der Bildung sogenannter zirkulierender Immunkomplexe, die sich in der Gelenkflüssigkeit, in der Gelenkschleimhaut oder in der Muskulatur festsetzen und dort eine Entzündung auslösen. Diese Immunkomplexe werden vom Körper als Abwehrreaktion auf Bakterien- oder Virenerreger gebildet. Forschergruppen haben solche Immunkomplexe bei Krankheitserregern wie Hepatitis-Viren, Streptokokken, Staphylokokken sowie bei infektiösen Darmerkrankungen mit Yersinia, Shigellen und Salmonellen beobachtet. Häufig werden allerdings rheumatische Schübe auf Nahrungsmittel festgestellt. Milch- und Milchprodukte, Getreide und andere Lebensmittel können eine Immunkaskade auslösen, die zu Gelenk- und Muskelbeschwerden im rheumatischen Sinne führen kann. Wie bei vielen anderen Erkrankungen sind auch beim Rheuma oft mehrere Faktoren für den Ausbruch der Erkrankung verantwortlich.

Was können Sie bei Rheuma tun?

Die naturheilkundliche ganzheitliche Behandlung rheumatischer Erkrankungen beruht im wesentlichen auf 4 Säulen:

1. Heilfasten mit anschließender Ernährungstherapie
2. Darmsanierung
3. Enzymtherapie
4. Manuelle Therapie

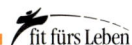
Ziel der Rheumabehandlung ist es, die zirkulierenden Immunkomplexe zu mobilisieren, zu spalten und abzubauen, um auf das gestörte Immunsystem einen regulierenden Einfluß zu nehmen. Eine ganzheitliche Rheumabehandlung beginnt mit einem 2–3wöchigen Enzymfasten sowie dem Austesten der Lebensmittel, die Unverträglichkeits- und Entzündungsreaktionen verursachen. Meist handelt es sich dabei um Kuhmilch, Hühnerei und bestimmte Getreidearten. Parallel dazu sollte eine gründliche Darmreinigung mittels einer Colon-Hydro-Therapie durchgeführt werden. Danach erstellt der Therapeut einen individuellen Ernährungsplan, restauriert die Darmflora und verabreicht hochdosierte eiweißspaltende Enzyme sowie Enzymhefezellen. Die schmerzhaften Gelenk- und Muskelareale werden zusätzlich mit einer speziellen manuellen Therapie behandelt, so daß die Schmerzen bald spürbar zurückgehen und die Bewegungsfähigkeit der Gelenke zunimmt. Zur Unterstützung der Enzymtherapie werden zusätzlich Vitamine verabreicht. Die wichtigsten Vitamine in der Rheumabehandlung sind Vitamin E, C und A. Darüber hinaus müssen chronische Entzündungsherde beseitigt werden. Solche chronischen Entzündungsherde befinden sich häufig an den Mandeln, den Zähnen, den Nasennebenhöhlen, am Darm und an der Gallenblase sowie gelegentlich auch an den Nieren.

Im Rahmen einer Enzymtherapie werden zusätzlich Vitamine verabreicht

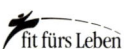

Rheuma = Oberbegriff für eine Vielzahl von Erkrankungen des Gelenk- und Muskelapparates

- akute oder chronische Entzündungsreaktion
- begünstigt durch zirkulierende Immunkomplexe
- häufig chronische Entzündungsherde im Körper, z.B.:
  - Darm
  - Mandeln
  - Nebenhöhlen
  - Zähne
- begünstigt durch Virusinfektionen
- immer begleitet von Nahrungsmittelunverträglichkeiten im Sinne einer maskierten Allergie

Rheuma wird oftmals von maskierten Allergien begleitet

Ganzheitliche Behandlung von Rheuma

- Enzymfasten
- Darmreinigung
- Ernährungstherapie
- Darmsanierung
- Enzymtherapie
- Vitalstofftherapie
- Manuelle Therapie
- Herdsanierung
- Bewegungstherapie
- Psychotherapie

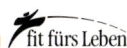
Die Wirkung von Enzymen bei Gefäßerkrankungen

Bei Gefäßerkrankungen im arteriellen Bereich handelt es sich vorwiegend um Verkalkungen, Embolien, Gefäßentzündungen und Gefäßinnenwandschädigungen (Aneurysma). Im venösen Bereich treten hauptsächlich Krampfadern, Thrombosen, Venenentzündungen und Hämorrhoiden auf. Viele Gefäßerkrankungen verursachen erst nach längerer Zeit Beschwerden und werden daher oft sehr spät erkannt. Viele Betroffene empfinden trotz über 80%igen Gefäßverengungen keine Beschwerden und fühlen sich relativ gesund; andere klagen ständig über kalte Hände oder Füße, werden aber von ihrem Arzt nicht ernstgenommen, weil ihre Symptome scheinbar unbedeutend sind.

Mit dem Homocystein steht jedoch inzwischen eine sehr gute Früherkennungsmethode für Ablagerungsprozesse in den Gefäßen und für beginnende Durchblutungsstörungen zur Verfügung. Homocystein ist ein Abbauprodukt der Aminosäure Methionin, das dann vermehrt gebildet wird, wenn Folsäure, Vitamin B_6, Vitamin B_{12} und Vitamin C durch die Nahrung nur unzureichend aufgenommen werden. Sobald dieser Wert 10 Mikrogramm im Serum überschreitet, muß von einem erhöhten Verkalkungsrisiko der Gefäße ausgegangen werden. Je eher das Defizit an Vitalstoffen ausgeglichen wird, desto schneller können Ablagerungen in den Gefäßen abgebaut werden. Thrombosen bilden sich ebenfalls zurück, wodurch die Emboliegefahr verringert wird, Verkalkungen werden abgebaut, und die Gefäßwände können sich wieder regenerieren. Selbst Bypassoperationen können abgewendet werden, und auch

Eiweißspaltende Enzyme unterstützen die Auflösung von Ablagerungen

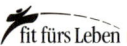

ein bereits seit Jahren bestehender hoher Blutdruck kehrt zum Normaldruck zurück.

Enzyme können hierbei vielfältige Dienste leisten. Die eiweißspaltenden Enzyme unterstützen die Auflösung der Ablagerungen in den Gefäßen, sie verbessern die Fließeigenschaften des Blutes in den Arterien und Venen und bauen die chronischen Entzündungsareale in der geschädigten Gefäßinnenwand ab. Die Enzymhefezellen sind reich an B-Vitaminen und besonders an Folsäure. Sie senken somit das Homocystein im Blut, das für die Gefäßschädigung hauptsächlich verantwortlich ist. Folgende Risikofaktoren können Gefäßerkrankungen begünstigen: Rauchen, Übergewicht, hohe Blutfettwerte, Bewegungsarmut, Zuckerkrankheit und Bluthochdruck.

Was können Sie bei Gefäßerkrankungen tun?

Selten ist bei einer Erkrankung nur ein Gefäßsystem betroffen

In jedem Stadium der Erkrankung sollten alle Risikofaktoren ausgeschaltet und bestehende Begleiterkrankungen behandelt werden. Verzichten Sie auf Genußgifte, stellen Sie Ihre Ernährung um, und treiben Sie mäßig, aber regelmäßig Sport. Ein Enzymfasten (siehe Seite 83) einmal pro Jahr sowie eine tägliche lebensaktive Ernährung (siehe Seite 54) bilden die Basis für gesunde Gefäße. Mit hochdosierten eiweißspaltenden Enzymen und Enzymhefezellen können bereits geschädigte Gefäße wieder regeneriert werden. Dabei spielt es keine Rolle, ob der Schaden die Arterien oder die Venen betrifft. Selten ist bei einer Erkrankung nur ein Gefäßsystem betroffen. Meistens ist das Gesamtsystem, also Arterien wie Venen, angegriffen. Enzyme alleine können jedoch die Gefäße nicht regenerieren. Sehr wichtig ist die Aufnahme von Vitaminen, die je nach

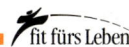
individueller Krankheitsgeschichte gezielt eingesetzt werden müssen. Aktivieren Sie ihre Gefäße darüber hinaus durch körperliche Bewegung, morgendliches Tautreten und Kneipp'sche Anwendungen.

Mehr als eine Million Menschen leiden in Deutschland an Thrombosen. Achten Sie auf folgende Frühwarnzeichen: Schwere- und Spannungsgefühl in den Beinen, Blutdruckschwankungen, Ohrgeräusche, Druckgefühl in der Brust, kalte Hände und Füße, Gedächtnislücken und Konzentrationsprobleme sowie gelegentlicher Schwindel. Jedes dieser Symptome kann ein erstes Warnzeichen für beginnende Gefäßschädigungen sein, selbst wenn Ihre Blutwerte und das Ergebnis des Elektrokardiogramms (EKG) noch positiv ausfallen.

Vor Gefäßschäden gibt es viele Frühwarnzeichen

Gefäßschäden

Arterien
- Durchblutungsstörungen
- Arterienverkalkung
- Embolie
- Herzinfarkt
- Schlaganfall
- Bluthochdruck
- Arterienentzündung
- »Schaufensterkrankheit«

39

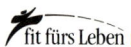
Venen
- Hämorrhoiden
- Besenreiser
- Krampfadern
- Venenentzündung
- Thrombosen
- Unterschenkelgeschwür

Gefäßregeneration

- Enzymfasten
- lebensaktive Ernährung
- Enzymgabe
- Vitamine
- Durchblutungsmassage
- Bewegungsprogramm
- Kneipp'sche Anwendungen

Mit Enzymen gegen das Altern

Senioren sollten viele Vitamine und Mineralstoffe zu sich nehmen

Im höheren Lebensalter verringert sich die Aufbauleistung des Stoffwechsels, und das Immunsystem wird schwächer. Die Zellaktivität verringert sich, wodurch Transportvorgänge in der Zelle langsamer ablaufen. Unsere Enzymsysteme verändern sich. Bestimmte Enzyme überaltern oder werden falsch produziert. Die Leistungsfähigkeit des Stoffwechsels läßt nach, wir fühlen uns nicht mehr fit und aktiv. Darüber hinaus setzt der Körper häufig mehr Fett an als in jungen Jahren; der Energieumsatz sinkt insgesamt ab. Besonders die Verdauungsorgane sind vom Alterungsprozeß betroffen: schlechte Zähne, Nachlassen von Appetit und Geschmacksempfinden; die Magen-

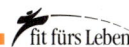
schleimhaut und Darmoberfläche verändern sich, und die Darmschleimhaut trocknet aus. Die Nährstoffe werden schlechter aufgenommen, und die Krankheitsanfälligkeit nimmt zu. Darum gilt für die Ernährung im Alter: weniger Kalorien bei hoher Nährstoffzufuhr. Das heißt, alte Menschen sollten darauf achten, kalorienarme Lebensmittel mit hohem Anteil an Vitaminen und Mineralstoffen zu sich zu nehmen.

1. wenig essen
2. regelmäßige Bewegung
3. geistige Regsamkeit
4. vitalstoffreiche Ernährung

Wenig zu essen fällt vielen Menschen schwer, da Essen in unserer Gesellschaft viele Funktionen erfüllt. Wir pflegen über das Essen soziale Kontakte und definieren einen Teil unserer Lebensqualität. Essen wird immer mehr zum Mittelpunkt unserer Kultur. Paradoxerweise können wir umso mehr essen, je verfeinerter die Nahrung ist, doch je mehr wir davon essen, umso stärker haben wir das Gefühl, nicht wirklich »satt« zu sein.

Anders jedoch ist es bei einer frischkostbetonten lebensaktiven Ernährung, deren hoher Gehalt an Faserstoffen, Vitaminen und Enzymen eine schnelle Nahrungsaufnahme unmöglich macht. Wir sind gezwungen, langsam zu essen und viel zu kauen, so daß die Verdauungsenzyme und die Enzyme der Nahrungsmittel die Nahrung optimal verwerten können. Unser Organismus profitiert von kleinen Mengen richtig aufgespaltener Nahrung mehr als von schlecht verdauten großen Portionen.

Unser Organismus profitiert von kleinen Mengen richtig aufgespaltener Nahrung

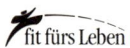
Krankmachende Einflüsse der Zivilisation

In den letzten drei Jahrzehnten haben große Fortschritte in Technik und Forschung unseren Wohlstand und unsere Lebensqualität stark erhöht. Die moderne Medizin kann mit High-Tech-Apparaten Krankheiten oftmals bereits in einem sehr frühen Stadium diagnostizieren. Eine hohe Lebenserwartung wird dadurch für immer mehr Menschen Realität. Aber erstaunlicherweise verzeichnen die statistischen Zahlen über den Gesundheitszustand der Bevölkerung alarmierende Entwicklungen. Einerseits weist Deutschland eine überdurchschnittliche Ärztedichte auf und besitzt eine umfassende medizinische Versorgung; andererseits leiden über 20 Millionen Menschen an rheumatischen Erkrankungen und strapazieren das Gesundheitswesen mit erheblichen Kosten. Wenn jährlich über 300.000 Kinder mit zum Teil schweren allergischen Erkrankungen wie Neurodermitis oder Asthma geboren werden, stellt sich die Frage, ob unser Gesundheitssystem wirklich so fortschrittlich ist.

Die Volksgesundheit zeigt somit ein dramatisches Bild, und die Grenze der Finanzierbarkeit durch die Solidargemeinschaft ist schon lange überschritten. Betriebe müssen hohe Ausfallzeiten ihrer Erwerbstätigen verkraften, viele Menschen werden zu Frührentnern, und die medizinische Versorgung chronisch kranker Menschen ist mit hohen Kosten verbunden.

Wir haben unsere Gesundheit zum Teil selbst in der Hand

Dabei haben wir unsere Gesundheit zum Teil selbst in der Hand. Wir müssen erkennen, welchen krankmachenden Einflüssen wir in der heutigen Zeit ausgesetzt sind. Gefangen im Anspruchs- und Leistungsdenken überfordern wir

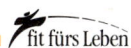
oft unsere geistigen und körperlichen Kräfte. Permanente Überbeanspruchung im Beruf, hoher Lärmpegel, Reizüberflutung und soziale Konflikte zehren an unseren Kräften. Völlig gestreßt und entnervt versagen wir im privaten Bereich, weil wir die Forderungen und Ansprüche nicht mehr erfüllen können. Die Familie ist leider nur noch für wenige Menschen ein Ort der Regeneration, da in Deutschland bereits jede dritte Ehe geschieden wird.

Gesellen sich zu den berufsbedingten und/oder privaten Belastungen noch Bewegungsmangel, zu wenig Schlaf, Überkonsum von Genußmitteln sowie die täglich auf uns einwirkenden Umweltbelastungen, so ist es häufig nur eine Frage der Zeit, bis sich unser Körper über Krankheit das zurückholt, was er am dringendsten braucht – Ruhe und Erholung.

Der Körper holt sich, was er braucht

Krankmachende Einflüße der Zivilisation

- Streß: allgemeine Überbeanspruchung, Lärm, familiäre Konflikte
- Störungen der zwischenmenschlichen Beziehungen
- ungünstige Arbeitsbedingungen
- ungünstige Wohnbedingungen
- ungünstige Kleidung
- Bewegungsmangel
- Schlafmangel
- Fehlernährung
- Rauchen und andere Genußgifte
- Aufnahme von Schadstoffen
- andere Umwelteinflüsse

43

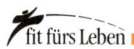

Wie können wir es schaffen, in dieser modernen Zeit mit ihren vielen Herausforderungen leistungsfähig und lebensaktiv zu bleiben? Drei grundlegende Dinge möchte ich besonders herausheben:

1. lebensbejahende Einstellung
2. in Harmonie mit sich selbst sein
3. lebensaktive Ernährung

Lebensbejahung

Wir sind unteilbare Wesen

Sagen Sie ja zum Leben. Sagen Sie ja zu <u>Ihrem</u> Leben. Jeder Mensch ist ein eigenständiges Individuum. Der Begriff »Individuum« stammt aus dem Lateinischen und heißt »das Unteilbare«. Wir sind als menschliche Wesen unteilbar. Etwas, was unteilbar ist, ist vollkommen. Ich bin so wie ich bin vollkommen. Meine Persönlichkeit, meine Emotionen, meine Gedankenwelt, mein Aussehen, alles das, was mein Wesen ausmacht, es einzigartig sein läßt, ist der höchste Ausdruck von Vollkommenheit. Diese Erkenntnis führt zu einer tiefgehenden Selbstakzeptanz, die der Schlüssel sein kann für allumfassende Toleranz. Tolerant zu sein heißt zu lieben. Wer liebt, befindet sich Einklang mit der unendlichen Liebe und bildet mit ihr eine Einheit. Die Achtung der Naturgesetze wird zur Triebfeder unseres Handelns und Denkens und erzeugt diese lebensbejahende Einstellung, in der die Welt ein anderes Gesicht bekommen kann. Frei von äußeren Zwängen können wir Lebensgemeinschaften errichten, in der das Individuum als anerkanntes vollkommenes Wesen der Mittelpunkt ist.

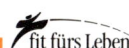
In Harmonie mit sich selbst sein

Das Wissen um die eigenen Fähigkeiten und Talente entwickelt lebensdynamische Prozesse, die mich meinem eigentlichen Ziel zuführen, der Selbstverwirklichung. Wieviele Menschen leiden darunter, daß sie nicht die Schule besuchen konnten oder durften, die sie gerne besucht hätten? Wieviele Menschen plagen sich im falschen Beruf? Wieviele Menschen sind unglücklich, weil sie glauben, ihre Lebensaufgabe nicht gefunden zu haben. Sie suchen in ihrer Orientierungslosigkeit ihr Heil im Außen. Dabei tragen sie alle Antworten in sich selbst. Die Dimension der Individualität begreifend, können sie sich zu einem glücklichen Leben hinwenden. Denn es gibt keinen wertvolleren Menschen als mich selbst.

Was auch immer Sie prägt, sei es Ihre Herkunft, Ihre Familie, die Gesellschaft, der Beruf oder Ihre Religion: Indem Sie dafür sorgen, daß es Ihnen gut geht, geht es auch anderen Menschen gut. Gerade die Menschen, die Ihnen anvertraut sind, profitieren von Ihrer Selbstsicherheit und Ihrem gesunden Selbstwertgefühl. Die Prägungen durch Elternhaus, Gesellschaft und Umwelt sind Herausforderungen, sind Lebensaufgaben, die Sie Ihrer eigenen Bestimmung nur näherbringen.

Indem Sie dafür sorgen, daß es Ihnen gut geht, geht es auch anderen Menschen gut

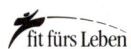

Lebensaktive Ernährung

Über Ernährung ist bereits soviel geschrieben worden. Die Flut an Informationen führt allerdings leider mehr zur Verunsicherung als zur Klarheit. Ernährung im ganzheitlichen Sinne muß unter verschiedenen Gesichtspunkten betrachtet werden. Dazu gehören: Kulturkreis, bioklimatische Verhältnisse, das heißt, in welchem Klima lebe ich, individuelle Konstitution, frühkindliche Eßprägungen, Gesellschaft, Essen als Mittel zur Kommunikation, Ernährung als Seelentröster, Genußwert und praktische Umsetzung.[8]

Nahrung ist in den Organismus aufgenommene Energie

Nahrung ist in den menschlichen Organismus aufgenommene Umwelt, die mit Hilfe des Stoffwechsels in Energie umgesetzt wird. Sie soll die Bausteine und die Energie zu dessen Aufbau, Erneuerung und optimaler Leistungsfähigkeit liefern. Darum können Fehler in der Ernährung nicht ohne Auswirkungen auf das Gleichgewicht des Organismus und damit langfristig auf die Gesundheit bleiben. Der Mensch hat dann die Chance, das Gleichgewicht seiner Funktionen aufrechtzuerhalten, wenn er die Lebensmittel als Ganzes ißt, mit den von der Natur geordneten, richtig dosierten Inhaltsstoffen. Je mehr von außen in das natürliche Gefüge von Lebensmitteln eingegriffen wird, um so größer ist die Gefahr, daß die Ernährung krank macht.

---

[8] *Mit dem Thema Ernährung beschäftigen wir uns ab Seite 53 noch ausführlich, so daß ich an dieser Stelle nur einige grundlegende Dinge vermitteln möchte*

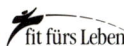

Neben den wichtigen Grundnährstoffen:

- Eiweiß
- Fette
- Kohlenhydrate

müssen auch zu deren optimaler Verarbeitung im Organismus unentbehrliche Vitalstoffe mitgeliefert werden:

- Vitamine
- Mineralstoffe
- Spurenelemente
- Enzyme
- ungesättigte Fettsäuren
- Faserstoffe
- sekundäre Pflanzeninhaltsstoffe
- Aromastoffe

Leider ernähren sich die meisten Menschen immer noch sehr ungesund und verzehren übermäßig viel tierisches Eiweiß und Zucker. Während vor 100 Jahren der Pro-Kopf-Verbrauch an Fleisch pro Jahr gerade mal 16 kg betrug, verzehren wir heute pro Kopf über 110 kg pro Jahr. Hinzu kommen noch Eier, Milchprodukte und Fisch. Der Überkonsum tierischer Produkte in der Nahrung strapaziert den Organismus im höchsten Maße. Tierische Eiweiße steigern den Anfall an Säuren im Zellstoffwechsel. Der Körper deponiert die überschüssigen Säuren im Bindegewebe. Der Stoffwechsel gerät aus dem Gleichgewicht, und Übersäuerung kann zu Krankheiten führen.[9] Tierischen Pro-

Ernährung kann sowohl heilend als auch krankmachend wirken

[9] *Dr. Philippe-Gaston Besson, »Dynamisch leben durch Säure-Basen-Gleichgewicht«*

47

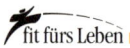

dukten fehlen die Faserstoffe, früher Ballaststoffe genannt. Einige Krebserkrankungen wie Brust- und Dickdarmkrebs stehen im direkten Zusammenhang mit fettreicher, tierischer Nahrung. Harnsäure wird in den Gelenken abgelagert und verursacht Gicht. Eiweißspaltende Keime im Darm bauen die Eiweiße zu hochtoxischen Stoffwechselprodukten ab, die den ganzen Organismus belasten können. Eiweißspeicherkrankheiten, wie Arterienverkalkung, Rheuma, Diabetes und Herzinfarkt, nehmen besorgniserregend zu.

Kein Produkt hat unsere Eßgewohnheiten so dramatisch verändert wie Zucker

Auch Zucker ist für die Gesundheit ein äußerst problematisches Nahrungsmittel. Kein Produkt hat unsere Eßgewohnheiten so dramatisch verändert wie Zucker. Die Muttermilch schmeckt bereits süß, weil sie viele Kohlenhydrate in leicht verdaulicher Form enthält. Kohlenhydrate sollten zwar auch später in der Ernährung des Menschen die Hauptenergielieferanten sein, allerdings nicht in isolierter, denaturierter reiner Form, sondern als komplexe Kohlenhydrate, so wie sie im Getreide, Obst und Honig vorhanden sind.

Fabrikzucker, der industriell aus Rohrzucker oder Zuckerrüben hergestellt wird, ist am häufigsten an der Entstehung ernährungsbedingter Zivilisationskrankheiten beteiligt.

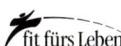

Fabrikzucker

- Fabrikzucker schwächt den Appetit
- er fördert die Anfälligkeit gegenüber Infekten
- er fördert die Entstehung allergischer Erkrankungen
- er ist die Hauptursache für Altersdiabetes
- er macht naturbelassene Lebensmittel unverträglich
- er verursacht Leibschmerzen, Blähungen, Völlegefühl, Sodbrennen
- er macht süchtig
- er fördert durch das rasche Auf und Ab des Blutzuckerspiegels den Reizhunger
- 98% der 10jährigen Kinder haben Zahnkaries

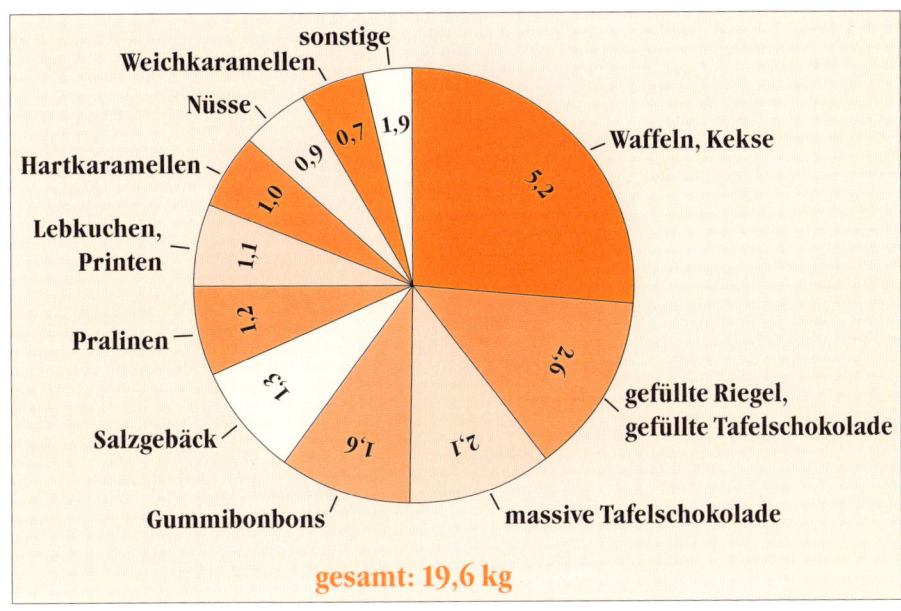

Pro-Kopf-Verbrauch von Süßwaren in Deutschland in Kilogramm

49

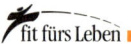

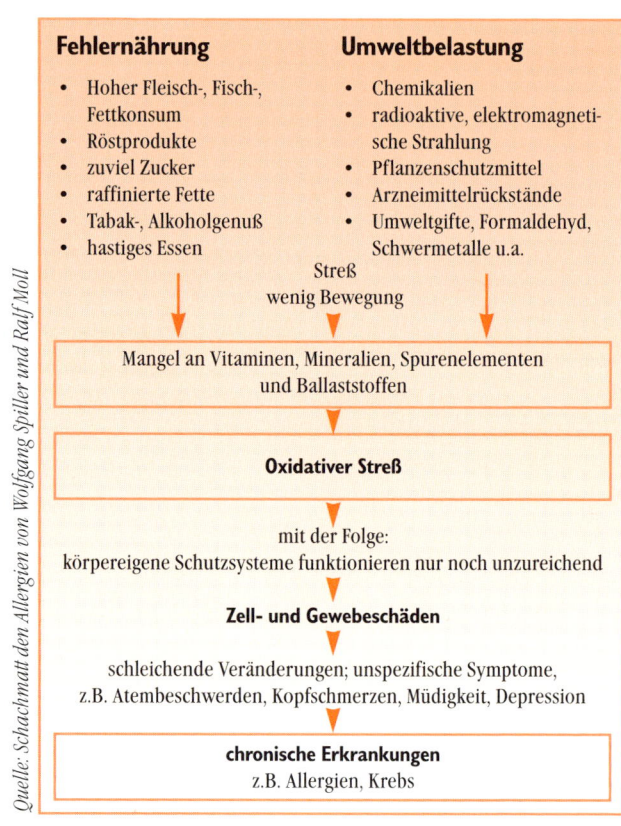

Quelle: Schachmatt den Allergien von Wolfgang Spiller und Ralf Moll

Fehlernährung

- Hoher Fleisch-, Fisch-, Fettkonsum
- Röstprodukte
- zuviel Zucker
- raffinierte Fette
- Tabak-, Alkoholgenuß
- hastiges Essen

Umweltbelastung

- Chemikalien
- radioaktive, elektromagnetische Strahlung
- Pflanzenschutzmittel
- Arzneimittelrückstände
- Umweltgifte, Formaldehyd, Schwermetalle u.a.

Streß
wenig Bewegung

Mangel an Vitaminen, Mineralien, Spurenelementen und Ballaststoffen

Oxidativer Streß

mit der Folge:
körpereigene Schutzsysteme funktionieren nur noch unzureichend

Zell- und Gewebeschäden

schleichende Veränderungen; unspezifische Symptome,
z.B. Atembeschwerden, Kopfschmerzen, Müdigkeit, Depression

chronische Erkrankungen
z.B. Allergien, Krebs

Chronische Erkrankungen

Was für Zucker gilt, trifft in besonderem Maße auch auf die gehärteten Fette zu. Industriell verabeitete ölhaltige Samen und Früchte müssen ihren hohen Gehalt an ungesättigten Fettsäuren opfern und werden in gesättigte umgewandelt, um die daraus hergestellten Produkte haltbar zu machen. Vom Salatöl bis zur Margarine, vom Fett in der Schokolade bis zum Backfett wird das natürliche Gefüge durch Raffinierungsprozesse zerstört.

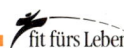
Gallensteine, Verstopfung, Krebs und Arterienverkalkung sind mögliche Folgen einer Ernährung mit einem hohen Anteil an gesättigten Fettsäuren. Darüber hinaus weist diese Ernährungsweise einen großen Mangel an Vitalstoffen auf. Vitamine, Mineralstoffe, Spurenelemente und lebensaktive Enzyme werden dem Organismus nicht ausreichend zur Verfügung gestellt. Zu Beginn können sich banale Beschwerden wie chronische Müdigkeit, Infektanfälligkeit, Kopfschmerzen, Über- und Untergewicht, Darmträgheit, Haarausfall und allergische Reaktionen einstellen, nach mehreren Jahren kann diese Ernährung zu ernsten Erkrankungen führen: Herzinfarkt, Thrombose, Schlaganfall, Krebs. Der Körper ist dann am Ende seiner Regulationsfähigkeit angelangt.

Die deutliche Unterversorgung der Bevölkerung mit Vitalstoffen hat zu einem großen Angebot von Vitamin-, Mineral- und Spurenelementpräparaten in Form von Nahrungsergänzungsmitteln geführt. Schenkt man den Aussagen der Anbieter Glauben, reicht es aus, täglich ein gewisses Quantum an Nährstoffkomplexen in Kapselform einzunehmen, und die gesundheitlichen Probleme sind gelöst. Von einer gesunden Ernährungs- bzw. Lebensweise wird nur am Rande gesprochen.

Enzyme verbessern die Nährstoffaufnahme des Körpers

Nahrungsergänzungsmittel scheinen bereits zur täglichen Gesundheitspflege vieler Menschen zu gehören. Allerdings fällt es dem Körper schwer, synthetische (im Labor hergestellte) Nährstoffpräparate aufzunehmen und zu verstoffwechseln. Nährstoffe werden besser vom Körper aufgenommen und in den Zellen verarbeitet, wenn ausreichend Enzyme vorhanden sind. Bis heute ist es allerdings noch nicht gelungen, lebensaktive Enzyme künstlich her-

51

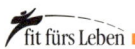
zustellen. Enzympräparate enthalten entweder aus Pflanzen extrahierte Enzyme oder tierische Enzyme bzw. beides zusammen. Diese Enzyme liegen jedoch nicht in lebensaktiver Form vor. Gewonnen werden sie aus der Ananas, der Papaya und dem Schweinepankreas. Sie müssen hoch dosiert sein, um überhaupt eine Wirkung im Körper zu erzielen. Statt mit Nahrungsergänzungsmitteln und Enzympräparaten können wir uns jedoch mit einer frischkostbetonten Ernährung sehr enzymreich und gesund ernähren.

Enzympräparate müssen hochdosiert sein, um eine Wirkung im Körper zu erzielen

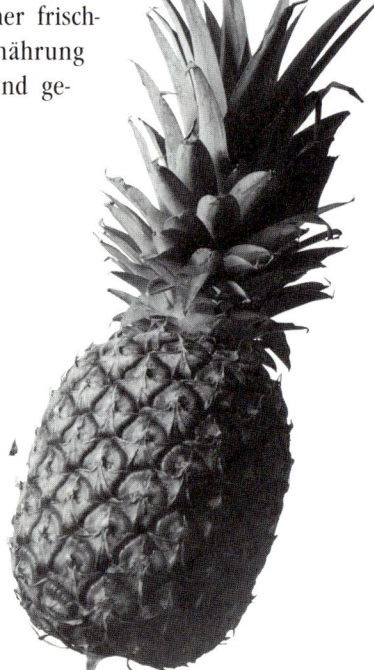

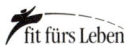
3. Ernährung mit lebensaktiven Enzymen

Wir leben in einer Zeit der »üppigen« Mangelkost: Wir essen einerseits zuviel; andererseits ernähren wir uns zuwenig von nährstoffreichen Lebensmitteln und nehmen zu viele leere Kalorien zu uns. Unser Stoffwechsel kann zunehmend träge und inaktiv werden. In langen Jahren ernährungstherapeutischen Wirkens haben sich für mich einige wichtige Grundkenntnisse für eine lebensaktive Ernährung herausgestellt:

Zu viele leere Kalorien machen den Stoffwechsel träge

1. Verzehren Sie sowenig tierische Produkte wie möglich. In den ersten drei Monaten Ihrer lebensaktiven enzymreichen Kost sollten Sie völlig auf tierisches Eiweiß verzichten. In den zivilisierten Ländern ist es nicht unser Problem, daß wir zuwenig, sondern daß wir zuviel Eiweiß zu uns nehmen.

2. Je höher der Rohkostanteil ist, um so vitalstoffreicher, enzymreicher und lebendiger ist die Nahrung. Gemüse, Salate, frisches Obst, Getreide, Samen und Keimlinge sollten den Speiseplan dominieren. Grundsätzlich gilt: Der Rohanteil sollte immer höher sein als der erhitzte Anteil der Nahrung. Bei Unverträglichkeit von Rohkost, weil z.B. Verdauungsschwächen vorliegen, die Darmflora nicht in Ordnung ist oder Nahrungsmittelunverträglichkeiten vorliegen, sollten Sie sich von einem Ernährungsberater individuell beraten lassen.

3. Um den mit Nährstoffen chronisch unterversorgten Körper zu regenerieren, empfiehlt sich eine Kur mit lebensaktiven Enzymhefezellen.

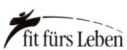

Anweisung für eine lebensaktive Ernährung

Patienten, die zu mir in die Ernährungsberatung kommen, erhalten in der Regel folgende Anweisung für eine lebensaktive Ernährung, die nach individuellen Gesichtspunkten verändert werden kann.

Verzichten Sie möglichst auf tierische Produkte

Ich empfehle für einen bestimmten Zeitraum eine Ernährung ohne tierische Produkte, d.h, verzichten Sie im Rahmen Ihrer Ernährungsumstellung auf Fleisch, Fisch, Geflügel, Wurst, Eier sowie auf Milchprodukte wie Joghurt, Käse, Quark etc. Warum? Dafür gibt es für mich in der Ernährungsberatung mehrere Gründe:

1. Sie leiden grundsätzlich an einer Eiweißallergie bzw. Eiweißunverträglichkeit. Erscheinungsformen hierfür sind z.B. Allergien, Neurodermitis, Asthma, Heuschnupfen, rheumatische Erkrankungen oder Colitis (Dickdarmentzündung) u.a.m.
2. Sie leiden an einer Autoimmunkrankheit wie Psoriasis, primär chronische Polyarthritis (pcP), Morbus Crohn, Lupus erythematodes, Multiple Sklerose u.a.m.
3. Sie leiden an einer von Prof. Wendt definierten Eiweißspeicherkrankheit wie Arterienverkalkung, hoher Blutdruck, Krampfadern, Thrombosen, Herzinfarkt, Schlaganfall, Altersdiabetes u.a.m.
4. Der Verzicht auf tierisches Eiweiß kann aber auch notwendig sein bei chronischen Entzündungen, Eiterungen, Osteoporose, Pilzbefall und um wichtige biologische Entgiftungs- und Reinigungsprozesse während Ihres Gesundungsprozesses nicht zu behindern.

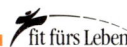
Eine optimale Versorgung mit Eiweiß und Nährstoffen ist bei dieser Ernährung dann gewährleistet, wenn Sie jegliche Einseitigkeit vermeiden und die Empfehlungen beachten, die ich Ihnen aus langjähriger ernährungstherapeutischer Erfahrung gebe.

Dadurch daß Pflanzenkost weniger Kalorien als die herkömmliche Mischkost enthält, verlieren Sie eventuell während der Ernährungsumstellung etwas an Körpergewicht. Seien Sie in diesem Fall jedoch nicht besorgt, denn für die Gesundheit entscheidend ist die biologische Wertigkeit der Nahrung, die dafür sorgt, daß Sie sich auch trotz weniger Gewicht leistungsfähig und fit fühlen. Viele Menschen fühlen sich deutlich wohler und aktiver. Nicht selten ist eine Gewichtsreduktion auch ein positiver und gewünschter Nebeneffekt.

Sie versorgen sich optimal mit pflanzlichem Eiweiß, wenn Sie proteinhaltige Lebensmittel wie Getreide, Nüsse, etwas Keimlinge und Hülsenfrüchte auf ihren Speiseplan setzen. Ihre Kalziumzufuhr ist nicht von Milchprodukten abhängig. Einen besonders hohen Gehalt an Kalzium besitzen Sesam, Nüsse, Mandeln, Kohlgemüse und Getreide. Sie können also unbesorgt das Kalzium der Milch durch pflanzliches Kalzium ersetzen.[10]

Das Kalzium der Milch kann durch pflanzliches Kalzium ersetzt werden

[10] *Allergien, Entzündungen, Diabetes, Rheuma, Herzinfarkt und Krebs können die Folgen von zuviel Milch sein. Wolfgang Spiller, »Macht Kuhmilch krank?«*

55

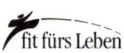
Die Versorgung mit Vitamin B_{12} können Sie über milchsauer eingelegtes Gemüse, Hefeflocken, Fermentgetreide, Brottrunk[11] (z.B. als Essigersatz) oder 1–2 Eßlöffel Enzymhefezellen sicherstellen.

Achten Sie darauf, daß die Produkte möglichst aus kontrolliertem biologischen Anbau stammen. Kaufen Sie am besten direkt beim Erzeuger, das ist billiger, und so haben Sie die Gewähr für Qualität. Bevorzugen Sie überwiegend Lebensmittel, die in Ihrer Gegend angebaut werden, und orientieren Sie sich bei der Auswahl Ihrer Speisen auch an der Jahreszeit. Dies schont die Umwelt, fördert den heimischen biologischen Anbau und entlastet darüber hinaus auch Ihren Geldbeutel.

Ihre Ernährung sollte möglichst viel Frischkost beinhalten

Je naturbelassener, desto vollwertiger ist Ihre Nahrung. Je höher der Frischkostanteil, um so wertvoller und vitalstoffreicher ist Ihre Ernährung.

[11] *Brottrunk enthält zahlreiche Aminosäuren, Mineralstoffe und Vitamine und ist ein hilfreiches Mittel zur Körperentgiftung, indem es die Bildung verdauungsaktiver Substanzen im Darm anregt. Dr. Peter Scholz, »Brottrunk. Gesundheit aus dem Getreidekorn. Heilen, entschlacken und genießen«*

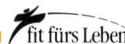
Empfehlungen für Ihren lebensaktiven Speiseplan

Obst	alle Sorten, achten Sie auf sonnen-gereiftes Obst, es ist am enzym-reichsten
Salat	alle Sorten und immer saisonbedingt
Gemüse	alle Sorten, immer saisonbedingt, und berücksichtigen Sie des öfteren milchsauer eingelegtes Gemüse wie Sauerkraut oder Rote Bete etc.
Getreide	alle Sorten, auch in gekeimter Form. Bei Vollkornbrot und Teigwaren bevorzugen Sie Dinkel. Dinkel ist ein ursprüngliches Getreide und wächst nicht auf überdüngten Böden
Hülsenfrüchte	Hülsenfrüchte sind sehr eiweißreich. Da Hülsenfrüchte leicht Blähungen verursachen, empfehlen wir die Verwendung von Gewürzen wie Bohnenkraut, Kreuzkümmel usw. Hülsenfrüchte können auch gekeimt werden. Keimfähige Hülsenfrüchte sind z.B. Kichererbsen, Linsen, Mungobohnen. Erbsen können auch roh gegessen werden
Trockenfrüchte	nur ungeschwefelte Früchte verwenden. Am besten über Nacht einweichen und dann verzehren
Nüsse	alle Sorten, außer geröstete Erdnüsse. Sie sind oft stark gesalzen, und die Röststoffe belasten die Leber

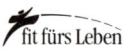

Samen	alle Sorten wie z.B. Sonnenblumen-kerne, Kürbiskerne, Leinsamen etc.
Keimlinge	nur kleine Portionen, wie z.B. Weizenkeimlinge, die Sie über den Salat streuen
Fette	alle kaltgepressten Öle, Butter in Maßen
Gewürze	soweit nichts anderes verordnet wurde, können alle Gewürze verwendet werden
Kräuter	alle Kräuter, vorzugsweise frische
Salz	Meersalz, Kräutersalz, bitte sparsam verwenden
Essig	sparsam verwenden, ersatzweise kann auch Zitronensaft verwendet werden
Süßungsmittel	unerhitzter naturbelassener Honig, Trockenfrüchte, in Maßen auch Ahornsirup, Birnendicksaft, Gerstenmalz etc.
Getränke	Quellwasser (Volvic etc.), Kräuter-tees, frischgepreßte Säfte, nur zwischen den Mahlzeiten trinken, natriumarmes, kohlensäurearmes Mineralwasser
Genußgifte	Kaffee, Schwarztee, Alkohol, Nikotin möglichst meiden[12]

[12] *Mehr über eine gesunde Ernährung lesen sie in folgenden Büchern: Harvey und Marilyn Diamond, »Fit für's Leben (Fit for Life)«; Victoria Moran, »Streicheleinheit Essen. Das Verwöhnbuch für Frauen«; Dr. Paul und Patricia Bragg, »Gesund essen ohne Irrtümer«*

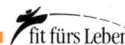

So kann Ihr täglicher Speiseplan aussehen

Frühstück

$^1/_2$ Stunde vor dem Frühstück nehmen Sie einen Eßlöffel Enzymhefezellen ein.

Wenn Sie Ihren Körper entgiften und entschlacken wollen, bevorzugen Sie zum Frühstück frisches Obst der Saison. Wer möchte, kann auch Müsli essen, verwenden Sie am besten frischgemahlenes Getreide, das Sie am Abend zuvor mit Wasser eingeweicht haben. Getreideflocken können ebenfalls genommen werden. Ergänzen Sie das Getreide mit eingeweichten Trockenfrüchten und frischem Obst.

Wer Müsli nicht gern ißt bzw. nicht gut verträgt, kann das Getreide auch aufkochen und ausquellen lassen; sehr gut geeignet sind Hirse, Buchweizen, Hafer und Reis. Thermogetreide (gedarrt) eignet sich ebenfalls sehr gut. Je nach Geschmack fügen Sie, wie oben bereits erwähnt, etwas Obst und/oder Trockenobst hinzu. Sehr gut schmeckt es auch, wenn Sie das Getreide mit Zimt oder Ingwer zubereiten.

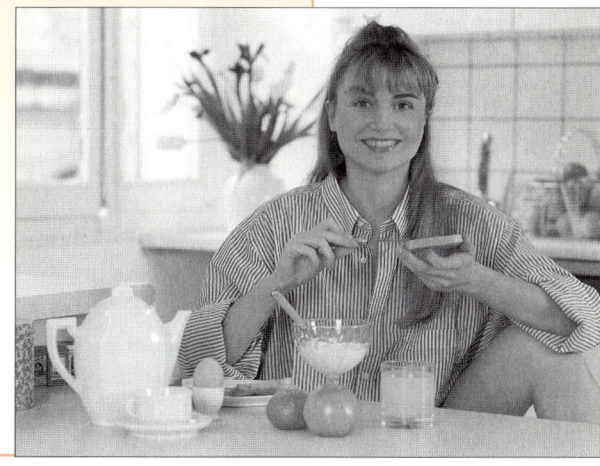

Als dritte Möglichkeit bietet sich ein Frühstück mit Vollkornbrot, Butter, Honig und etwas Obst an.

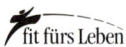
Mittagessen

Beginnen Sie Ihre Mittagsmahlzeit immer mit einer großen Portion Frischkost. Erst dann essen Sie eine warme Mahlzeit, z.B. Suppen (Gemüsesuppe, Kartoffelsuppe, Hirsesuppe etc.), gedämpftes Gemüse, Reis, Hirse, Kartoffeln oder Vollkornnudeln (ohne Ei).

Zum Binden von Saucen verwenden Sie am besten Pfeilwurzmehl (gibt es in Bioläden und Reformhäusern). Achten Sie bei der Zusammenstellung Ihrer Gemüsemahlzeit immer auf die Vielfalt der Gemüse. Versuchen sie jedesmal, ca. fünf verschiedene Gemüsesorten in einer Mahlzeit zusammenzustellen, und garnieren Sie sie mit möglichst vielen frischen Kräutern.

Zwischen-mahlzeit

- Obst
- Trockenfrüchte
- Nüsse

Abendessen

Essen Sie am Abend nicht zu spät und vor allem nicht zuviel. Ihr Leberstoffwechsel wird es Ihnen danken. Bevorzugen Sie auch zum Abendessen viel Frischkost in Form von Salaten und Gemüserohkostvariationen mit gekeimten Hülsenfrüchten. Sie können sich auch von Vollkornbrot mit Salat, Tomate oder einem selbstgemachten vegetarischen Brotaufstrich ernähren, oder Sie essen gemischtes Obst.

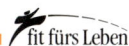

Nach wenigen Tagen werden Sie bereits merken, wie Ihr Körper auf die vitalstoffreiche Ernährung reagiert. Allmählich wird er von den Stoffwechselgiften und anderen Belastungen befreit. In einigen Fällen treten folgende Symptome auf: Sie fühlen sich anfangs noch etwas müde, müssen häufig Wasser lassen, Kopfschmerzen können vermehrt auftreten, die Körperausscheidungen verstärken sich und riechen etwas unangenehm. Bei Frauen kann es zu Unregelmäßigkeiten bei der Periode kommen, was jedoch kein Grund zur Besorgnis ist.

Was geschieht bei der Umstellung auf eine Ernährung mit lebensaktiven Enzymen?

Die lebensaktive Ernährung hilft in Kombination mit den Enzymhefezellen Ihrem Körper beim »Hausputz«. Sie entgiftet und entschlackt und läßt Ihre physische und psychische Leistungsfähigkeit allmählich zunehmen. Sie werden körperlich fitter und fühlen sich zunehmend wohler. Während Übergewichtige abnehmen, können Untergewichtige zunehmen, da sich ihr Stoffwechsel einbalanciert. Ihr Körper pendelt sich auf sein physiologisches Körpergewicht ein. Das physiologische Körpergewicht orientiert sich nicht an Gewichtstabellen. Geistige und körperliche Leistungsfähigkeit sind die Gradmesser für Ihr Wohlbefinden. Um Ihre Vitalität und Leistungsfähigkeit auf einem guten Niveau zu halten, empfehle ich Ihnen einige Powerdrinks mit enzymreichen Säften.

Die lebensaktive Ernährung hilft Ihrem Körper beim »Hausputz«

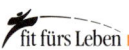
Das Powerprinzip der Gesundheit –
Enzymreiche Säfte

Frisch gepreßte Obst- und Gemüsesäfte räumen Abfall- und Giftstoffe aus dem Körper

Frisch gepreßte Obst- und Gemüsesäfte sind natürliche Reinigungsmittel für den menschlichen Körper. Sie wirken wie ein »Besen« und kehren Abfall- und Giftstoffe aus dem Körper.

Das Wasser aus den Säften ist ein reines, mit Sonnenkraft aufgeladenes Wasser, angereichert mit gesundheitsaufbauenden Vitaminen, organisch gebundenen Mineralien und wundervollen Enzymen. Säfte spielen eine wichtige Rolle beim Aufbau eines reinen Körpers.

Trinken Sie Säfte nur auf leeren Magen, d.h. immer 10 bis 20 Minuten vor dem Essen, am besten morgens. Säfte langsam, in kleinen Schlückchen trinken! Niemals ein Glas Saft auf einmal hinunterstürzen! Säfte auch nicht eisgekühlt trinken!

Frische Obst- und Gemüsesäfte sind entscheidende Bestandteile für eine gute Gesundheit. Beide sind gut für Ihr Wohlbefinden. Obstsäfte sind konzentrierte Energienahrung. Der Körper verwendet den in ihnen enthaltenen natürlichen Zucker zur Lösung angesammelter Schlacken und giftiger Stoffwechselrückstände und scheidet sie aus. Gemüsesäfte beschleunigen den Ausscheidungsprozeß und versorgen den Körper mit den notwendigen Aufbaustoffen für gesundes Blut, kräftige Knochen und Gewebe. Frische Säfte bewirken ein größtmögliches Wohlbefinden bei geringstem Aufwand an Körperenergie.

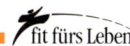
Frische Obst- und Gemüsesäfte helfen uns, zu einer guten Gesundheit zu gelangen. Schaffen Sie sich einen Entsafter an, am besten ein Gerät, das wie eine hydraulische Presse arbeitet. Die meisten auf dem Markt angebotenen Entsafter arbeiten mit hohen Geschwindigkeiten – ähnlich einer Zentrifuge – wodurch wichtige Enzyme und Vitamine beeinträchtigt werden können. Wenn Sie an die gesundheitlichen Vorteile denken, die sie bringen, dann ist ein solcher Entsafter verhältnismäßig billig.

Die im Supermarkt in Flaschen angebotenen Säfte können Sie mit einem frisch gepreßten Saft überhaupt nicht vergleichen. Säfte können nicht lange gelagert werden. Je länger sie stehen, um so mehr verlieren sie an lebensnotwendigen Elementen. Säfte sollten sofort nach der Zubereitung getrunken werden, dann haben sie den größten gesundheitlichen Wert. Vermeiden Sie auch pasteurisierte Säfte, denn sie sind durch Erhitzen denaturiert worden und sind dadurch säurebildend.

Obst- und Gemüsesäfte arbeiten Hand in Hand für uns. Fruchtsäfte lösen angesammelte Stoffwechselschlacken und fördern die Ausscheidung. Ihr konzentrierter natürlicher Zucker stellt lebenswichtige Energie zur Verfügung und beschleunigt den Ausscheidungsprozeß. Gemüsesäfte versorgen Sie mit wichtigen Elementen (besonders Mineralstoffen) zum Aufbau gesunden Blutes, kräftigen Knochenbaus und widerstandsfähigen Gewebes.

Ich empfehle Ihnen auch das Buch »Frische Frucht- und Gemüsesäfte« von dem in den USA als »Säftepapst« bekannten *Dr. Norman W. Walker* zu lesen.

Ein Entsafter hilft bei der schonenden Zubereitung von Säften

63

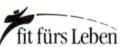

Aus den folgenden Obstsorten können Sie reinigende und energiespendende Säfte herstellen:

Äpfel	Nicht schälen, nur das Kernhaus entfernen!
Ananas	Schale entfernen und große Stücke in den Entsafter* geben. Der innere Teil muß nicht entfernt werden.
Honigmelone	Schale und Kerne entfernen, in Stücke schneiden und in den Entsafter geben.
Orangen/Grapefruit	Sie können sie schälen und in einen Entsafter geben. Ergibt einen dickflüssigen, schaumigen Saft. Oder Sie halbieren die Früchte und pressen sie in einer Zitruspresse aus.
Trauben	Jede Sorte eignet sich. Die Kerne werden mit dem Fruchtbrei ausgeschieden. Traubensaft ist sehr konzentriert, man kann ihn mit Apfelsaft mischen (halb und halb).
Wassermelone	Schale entfernen, in Stücke schneiden und in den Entsafter geben. Sie erhalten einen außergewöhnlich reinigenden und erfrischenden Saft.

Viele Mischungen sind möglich, wie z.B. Apfel/Trauben-saft, Orangen/Grapefruitsaft, Ananas/Orangensaft, Wassermelonen/Honigmelonensaft.

Wann immer Sie Appetit auf einen kräftigeren Saft haben, kombinieren Sie Äpfel mit Bananen oder Ananas mit Bananen. Erst die Banane durch den Entsafter geben, dann die saftige Frucht, um die sämige Banane durchzuspülen. Dies ergibt einen sehr sättigenden Morgentrunk.

* Weitere Informationen über vitamin- und enzymschonend arbeitende Entsafter erhalten Sie über den Fit fürs Leben-Service des Verlages

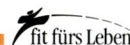
Gemüsesaft-Cocktail

Rote Bete
Möhren
Sellerie
Petersilie

Rote Bete, Möhren und Sellerie auspressen und mischen. Etwas Petersiliensaft hinzugeben. Zur Geschmackseinstellung können Sie auch etwas Zitronensaft beigeben, dadurch verfärbt sich der Saft nicht so schnell. Säfte sofort nach dem Pressen in kleinen Schlückchen trinken, nicht hastig hinunterstürzen.

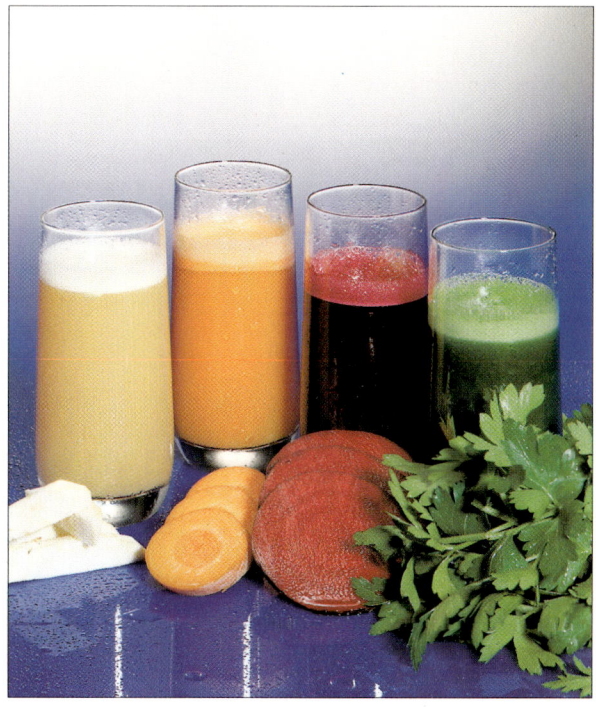

Gemüsesäfte

Der Entschlackungssaft

1 Salatgurke
1 Rote Bete
1 Apfel
4 Karotten

Geben Sie das Obst und Gemüse in einen leistungsstarken Entsafter, und nehmen Sie den Saft abends anstatt einer Abendmahlzeit 14 Tage lang zu sich. Ihr Körper wird sich über Nacht entwässern und entgiften. Das bedeutet, daß Sie unter Umständen in der Nacht auf die Toilette gehen müssen.

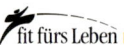
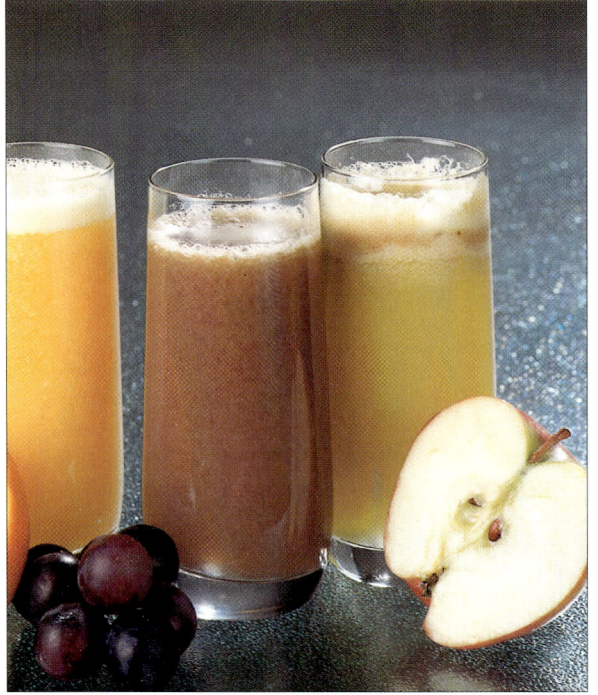

Obstsäfte

Das würzige Enzym-getränk

¹/₂ Ananas mit Schale
1 Apfel
¹/₂ cm Ingwerwurzel

Geben Sie die Zutaten in den Entsafter und trinken Sie den Saft morgens anstelle des Frühstücks. Er macht Sie fit und munter für den Tag.

Bei Magen-Darm-Problemen

¹/₂ Weißkohl
1 Stange Bleichsellerie
3 Karotten

Geben Sie das Gemüse in den Entsafter und trinken Sie jeweils ein Glas ¹/₂ Stunde vor dem Essen.

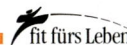

Für gesellige Stunden

1 Orange, geschält,
aber mit der weißen
Innenhaut der Schale
1 Papaya, geschält
1 Banane, geschält

Geben Sie die Orange und die Papaya in den Entsafter. Den Saft füllen Sie in einen Mixer und verrühren ihn mit der Banane zu einer cremigen Masse. Garnieren Sie das Getränk mit einer Orangenscheibe.

Der »Nie-mehr-müde-Trunk«

250 g Erdbeeren
1 Birne
1 sehr reife Banane
1 EL Enzymhefezellen

Erdbeeren und Birnen entsaften. Diesen Saft mit Banane und Enzymhefezellen im Mixer zu einer cremigen Masse verrühren und morgens als Energietrunk trinken.

Enzymreiche Salate – Ihre Schönheitskur von Innen

Die »Highlights« meiner lebensaktiven Ernährung sind neben den Säften enzymreiche Salate. Einige Rezepte sollen Ihnen schmackhafte Kompositonen der lebensaktiven Ernährung näherbringen. Die ungewohnte Zusammenstellung der Rezepte wird Sie sicher begeistern, und Ihre gesunde Küche wird zur Erlebnisgastronomie.

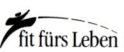
Rohkost-Salate

»Täglich einen Salat und Du brauchst keinen Doktor«.
Der beste Schritt zum Beginn einer neuen Ernährung ist,
»salatsüchtig« zu werden. Abgesehen von saftigen Früchten gibt es keine Nahrung, die den nötigen Wassergehalt besitzt, um die Körperfunktionen in optimaler Weise aufrechtzuerhalten.

Das Salat-Grundrezept können Sie täglich neu variieren

Salat-Grundrezept

2–3 Portionen:
1 Kopf- oder Eissalat
   (oder eine andere Blattsalatsorte)
1 Bündel Spinatblätter
   (nach Wunsch)
2–3 reife Tomaten oder
   ca. $^1/_2$ kg Kirschtomaten
1 Gurke
2–3 Tassen Sprossen,
   z.B. Alfalfa-, rote Klee-,
   Mungobohnen-, Linsen-,
   Sonnenblumensprossen etc.

Kopfsalat und Spinat waschen und abtropfen lassen. Den Kopfsalat schneiden oder in mundgerechte Stücke zerpflücken und in eine große Salatschüssel geben. Den Spinat fein geschnitten dazugeben. Die Tomaten in mundgerechte Stücke schneiden, die Gurke schälen und in Scheiben schneiden, zum Blattgrün geben. Nur wenn Sie europäische Gurkensorten oder Treibhausgurken verwenden, brauchen Sie sie nicht zu schälen. Viele Sorten sind gewachst. Zuletzt die Sprossen zufügen.

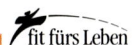

In Ihrer neuen Ernährungsweise sollte es mindestens einmal täglich einen Salat nach dem Grundrezept geben. Dieser Salat läßt sich in der Übergangsphase (Umstellung)
auch mit Eiern, Fleisch, Geflügel, Fisch, Käse, Nüssen und
Samen kombinieren, aber auch mit Kohlenhydraten wie
Brot, Körnern und Kartoffeln. Es ist eine gute Ergänzung
zu einfachen oder phantasievollen Gemüsegerichten.
Auch zu vielen reichhaltigeren Salatrezepten paßt er gut.

Ich kann gar nicht oft genug betonen, wie wichtig der tägliche Salat ist. Nichts anderes in Ihrer Ernährung – ausge-
nommen saftige Früchte – enthält die nötige Wassermen-
ge, die für eine optimale Funktion Ihres Körpers wichtig
ist. Vergessen Sie nicht, daß Sie selbst überwiegend aus
Wasser bestehen (65–70%) und daß Sie sich auf dem Weg
zu einem Ernährungsprogramm befinden, das überwiegend aus wasserhaltigen Lebensmitteln besteht.

Mit folgendem frischen Gemüse können Sie Ihren nach
dem Grundrezept hergestellten täglichen Salat variieren:

Gemüse läßt sich abwechslungsreich zubereiten

Spargelspitzen	Karotten
Artischocken	Blumenkohl
Rüben	Sellerie, (sparsam ver-
Pilzen	wenden, da sie den Ver-
Brokkoli	dauungsapparat reizen
Erbsen	können)
Kohl	Mais
Rettiche (Radieschen)	Zucchini

Sie können Gemüse in dünne Scheiben schneiden, raffeln
oder reiben oder mit einer Küchenmaschine zerkleinern.

69

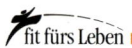
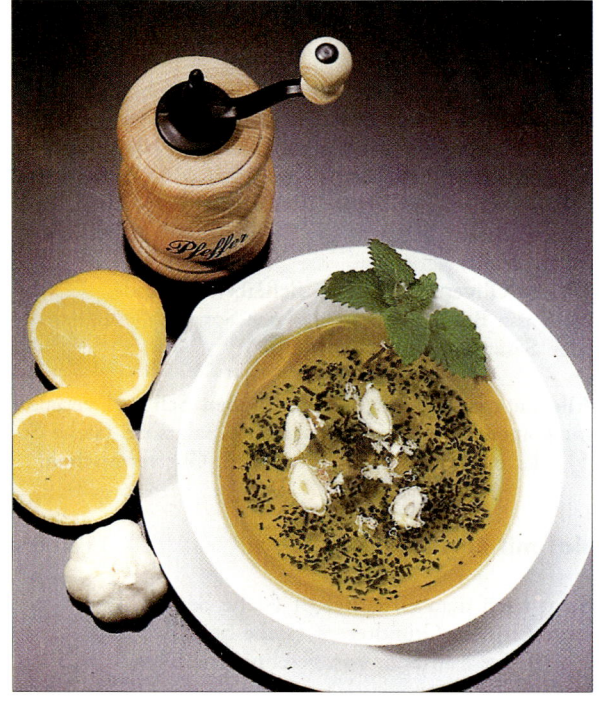

Grundrezept für eine Salatsoße

2–3 EL frisch gepreßter Zitronensaft
$^1/_3$ bis $^1/_2$ Tasse nicht raffiniertes Öl, z.B. Oliven-, Distel-, Sesam-, Sonnen- blumen- oder Avocadoöl

Immer wenn Sie Öl ver- wenden, nehmen Sie kalt- gepreßtes Öl, das am leich- testen verdaut werden kann. Durch Erhitzen oder durch Raffination mit Löse- mitteln hergestellte Öle können vom Körper nicht aufgenommen werden und verursachen Blockaden im Organismus.

Schlagen Sie das Öl und den Zitronensaft zu einer cremi- gen Salatsoße.

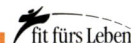

Gesundheitssalat

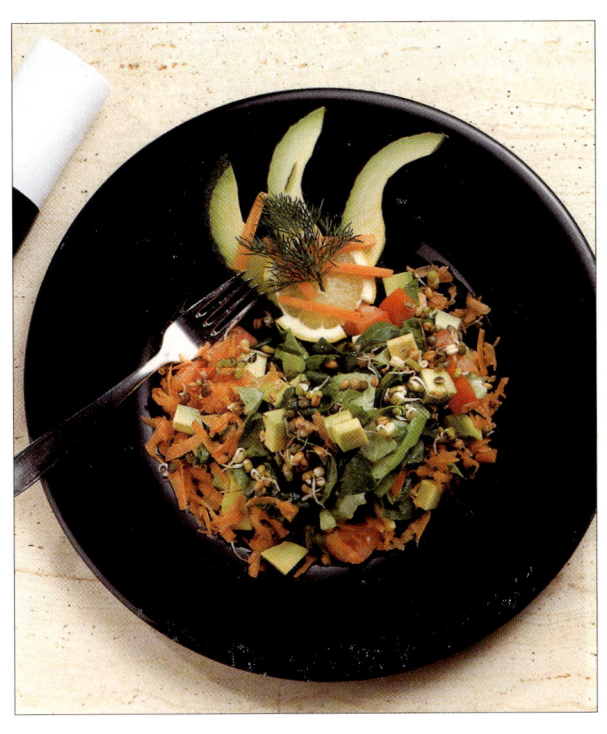

1 Portion:
2 Tassen in Stückchen gezupfter Kopfsalat
1 Tasse in Stückchen gezupfter Spinat
1 mittelgroße Tomate, in Stücke geschnitten
$^1/_2$ Tasse Linsensprossen
1 große Handvoll Mungobohnensprossen
1 große Handvoll Alfalfa- o. rote Kleesprossen
2 EL fein geriebene Karotten
$^1/_2$ Avocado, in Stücke geschnitten
$^1/_2$ Avocado, zerdrückt
$^1/_4$ Tasse frischer Karottensaft

Vermischen Sie alle Zutaten in der angegebenen Reihen-
folge. Diese gesunde Mahlzeit gibt Ihnen ein so reines Gefühl und soviel Energie, daß Sie sicher den Wunsch haben
werden, diesen Salat öfter zu essen, vor allem wenn gute
Avocados auf dem Markt sind. Besonders sättigend für all
jene, die auf Gewürze verzichten wollen.

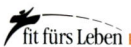
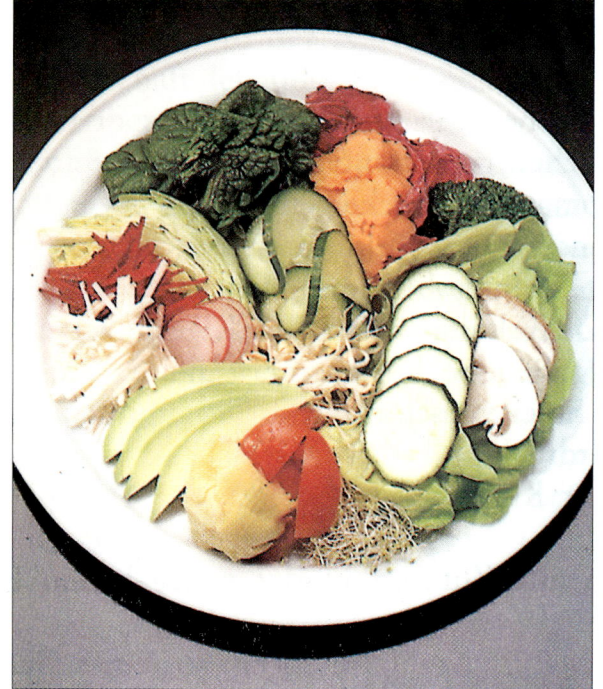

Energie-Salat

2 Portionen:

3 Tassen Blattsalat waschen, trocknen und in mundgerechte Stücke teilen

1 Tasse Spinat grob schneiden (nach Wahl)

1 kleine Gurke in Scheiben schneiden

1 mittelgroße Tomate in Würfel oder Scheiben schneiden

1–2 Tassen Keimlinge, dazu rohes Gemüse wie z.B. Karotten, Sellerie, Pilze etc. geben

$^1/_4$ Tasse Oliven oder einige Scheiben Avocado

$^1/_2$ Tasse Bohnen oder

$^1/_4$ Tasse Sonnenblumenkerne oder Sesamsamen

Alle Zutaten werden in einer großen Schüssel vermischt. Dazu kommen $^1/_4$–$^1/_3$ Tasse leichte Salatsoße oder eine Soße nach Ihrer Wahl. Gut vermischen.

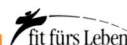

Tomatensalat mit Avocados

4 Portionen:
1–1¹/₂ kg Tomaten
450 g Blumenkohl
4 mittlere oder große
 Avocados
4 Stangen Sellerie
4 große rote oder grüne
 Paprika (vorzugs-
 weise rot)
Nüsse oder Samen
900 g Mangold

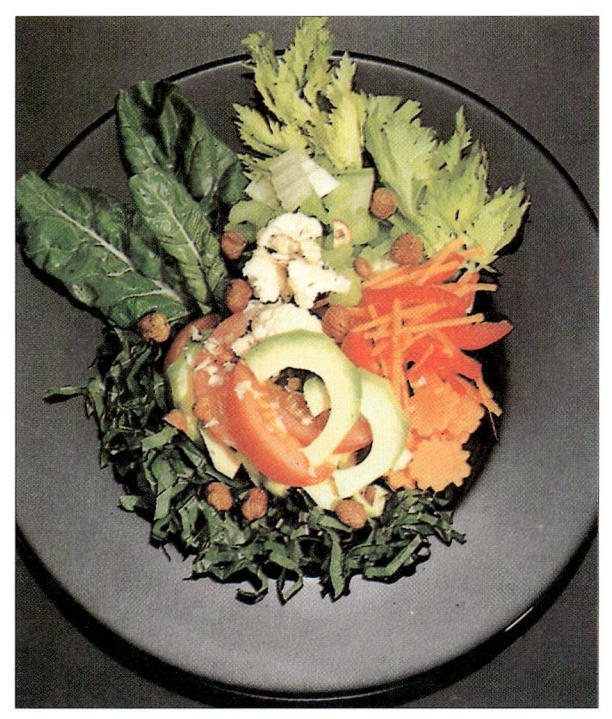

Dieser gesunde Salat ist eine Hauptmahlzeit.

Tomaten waschen und zerschneiden, Blumenkohl mit Stiel und Blättern hacken oder zerschneiden. Avocados vierteln, schälen und schneiden. Sellerie und Paprika waschen und kleinschneiden, Mangold waschen und zerschneiden.

Die Zutaten in eine Schüssel geben und alles vermischen. Dem Salat kann der Saft frisch gepreßter Pampelmusen zugefügt werden. Gehackte weiße Rübchen, Kohlrabi oder Brokkoli ersetzen den Blumenkohl oder ergänzen ihn. Anstatt Mangold kann man andere grüne Kohl- oder Salatarten verwenden.

73

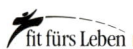
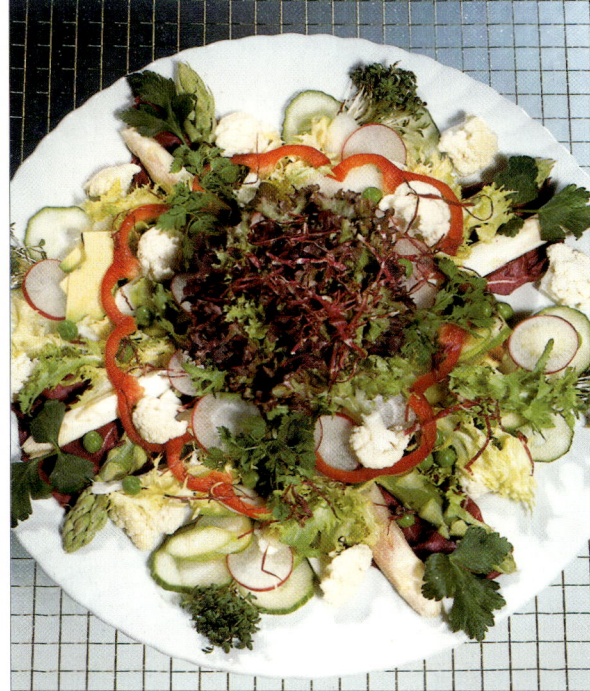

**Sommerliches Salat-
vergnügen mit frischen
Gartenkräutern**

3–4 Portionen:
*2 Bund Spargel
    (geschält)
1 Kopf Lollo Rosso-Salat
1 rote Paprikaschote
1 Salatgurke
    (ungeschält)
1 Bund Radieschen
3–4 Blumenkohl-
    röschen
1 reife Avocado
gehackten Schnittlauch
je 1 Bund gezupften
    Kerbel, Kresse,
    Basilikum und
    Petersilie*

In die Mitte des Tellers den Lollo Rosso-Salat setzen, um
diesen den Spargel, Blumenkohl, Salatgurken, Radieschen
und Avocado anrichten. Die gezupften Kräuter auf dem Salat verteilen, zum Schluß den gehackten Schnittlauch darüberstreuen.

Dazu Kräutersoße – leichte Salatsoße (auf Wunsch) rei-
chen.

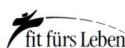
Zucchini mit Basilikum-Vinaigrette

3 Portionen:
*6 kleine Zucchini, fein
   geschnitten
1 EL rote Zwiebeln
1 TL Dijonsenf
1 grüne Pfefferschote
   oder Paprika, in fei-
   ne Streifen geschnit-
   ten*

Soße:
*¹/₄ Tasse frisches Basili-
   kum, gehackt, oder
   1 EL getr. Basilikum
1 EL Zitronensaft
3 EL Olivenöl
schwarzer Pfeffer
   (nach Wunsch)
¹/₄ TL Kräutergewürz*

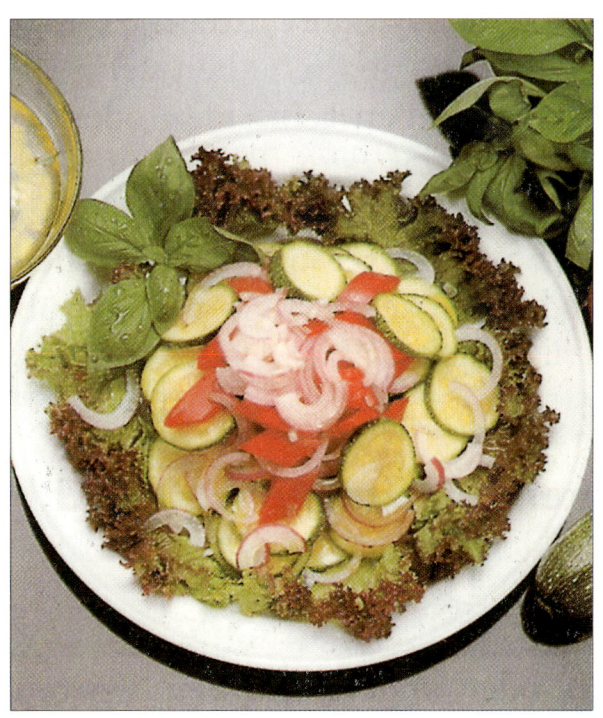

Zucchini in 1 cm dicke, schräge Scheiben schneiden und in einen Dampftopf geben, zugedeckt 3 Minuten oder bis sie weich sind, über kochendem Wasser dämpfen. Auf eine Platte geben. Zwiebeln und Paprika dazugeben, wenn gewünscht. Die Zutaten der Vinaigrette in kleine Schüssel geben. Schlagen und mit dem Gemüse vermischen oder die Soße getrennt servieren. Zucchini nicht zerdrücken.

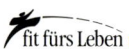
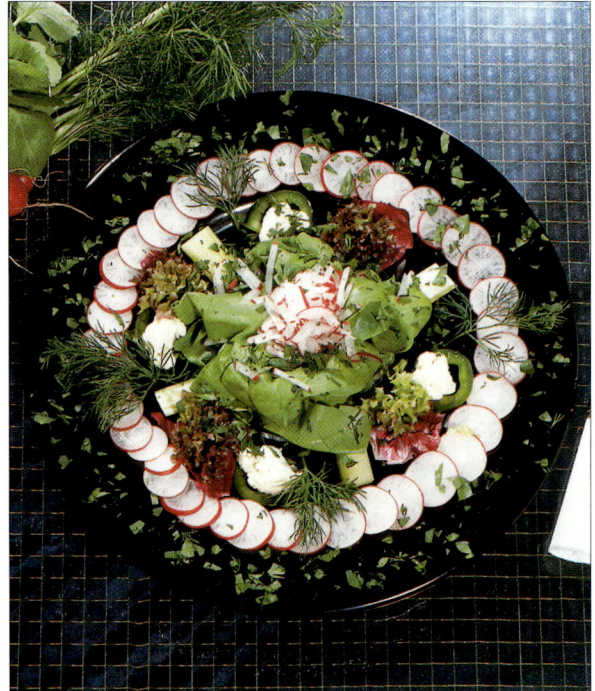

Spinatsalat mit Radieschen

2 Portionen:
100 g junger Spinat
2 Bund Radieschen
1 rote Paprika
1 Kopf Salat
(nach Wunsch)
1 Stange Stauden-
sellerie
1 Tasse Dill, frisch
gehackt
1 Tasse Kerbel, frisch
gehackt
1 Tasse glatte
Petersilie, gehackt
3 Blumenkohlröschen

Alle Zutaten gut waschen und abtropfen lassen. Radieschen in Scheiben oder Stifte schneiden. Spinat ganz lassen oder in grobe Stücke schneiden (je nach Größe). Paprika aufschneiden und vom Kerngehäuse befreien und in Streifen schneiden. Staudensellerie ebenfalls in Streifen schneiden.

Den Kopfsalat als Unterlage auf den Teller legen. Die Sellerie-, Paprika- und Blumenkohlstreifen darauf arrangieren, in die Mitte des Tellers den Spinatsalat. Um den Salat die Radieschenscheiben legen und alles mit viel gehackten Kräutern garnieren. Dazu Kräuterdressing (auf Wunsch).

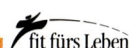
Fruchtsalate für den Frühling und Sommer

Aprikosen	Mangos
Bananen	Nektarinen
Erdbeeren	Kiwis
Blaubeeren	Pfirsiche
Melonen	Ananas
Brombeeren	Papayas
Feigen	Himbeeren
Trauben	Pflaumen
Kirschen	Backpflaumen

Alle diese Fruchtsorten können untereinander gemischt werden. Nach dem Prinzip der richtigen Lebensmittelkombination sollten Melonen allerdings für sich allein gegessen werden, sie können aber zu Beginn Ihrer Ernährungsumstellung Ihren Fruchtsalaten zugefügt werden. Später, wenn sich Ihr Geschmacksempfinden verfeinert hat, werden Ihnen die Melonen besser schmecken, wenn Sie sie für sich allein essen.

Manche Sommerfrüchte eignen sich ausgezeichnet für Fruchtsoßen. Die Früchte werden in einem Mixer püriert und über den Fruchtsalat gegossen. Folgende Früchte eignen sich hierfür besonders gut:

Bananen	Pfirsiche
Pfirsiche	Aprikosen
Mangos	Erdbeeren
Papayas	Bananen
Papayas	Erdbeeren
Feigen	Papayas

Sie können auch andere Mischungen ausprobieren. Auch frischer Orangensaft ergibt eine gute Soße.

77

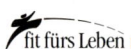

Fruchtsalate für den Herbst und Winter

Ananas	Nektarinen
Äpfel	Papayas
Bananen	Grapefruits
Datteln	Dattelpflaumen (Kakis)
getrocknete Feigen	Rosinen
Pampelmusen	Tangarinen
Trauben	Birnen
Pfirsiche	Mandarinen
Kiwis	Clementinen
Orangen	getrocknete Pflaumen

Für Herbst-/Winterfruchtsalate sind Rosinen eine wichtige Beigabe. Sie versorgen uns mit konzentriertem Fruchtzucker, der im Winter weniger vorhanden ist als im Sommer.

Im Mixer pürierte Pfirsiche ergeben eine ausgezeichnete Soße für Winterfruchtsalate. Sie können aber auch Birnen, Bananen und Rosinen im Mixer pürieren.

Eine besonders delikate Soße kann aus Dattelpflaumen (Kakis) hergestellt werden. Sie haben im Reifezustand die Festigkeit einer Soße: sie müssen lediglich geschält und unter den Salat gemischt werden.

Verwenden Sie getrocknete Früchte nur sparsam. Sie sind hoch konzentriert, und manche Leute essen viel zu viel davon. Es ist ratsam, Trockenfrüchte für eine kurze Zeit in Wasser einzuweichen (am besten in destilliertem Wasser), um ihnen vor dem Verzehr einen Teil der Feuchtigkeit zurückzugeben. In einem Fruchtsalat werden sie am besten aufgeschnitten verwendet.

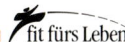
Tropischer Fruchtsalat

2 Portionen:
1 große Navelorange
1 große, reife Mango
   (oder 2–3 kleine)
1 Papaya
ca. 50 g Erdbeeren
1 Apfel
2 Bananen
1 Tasse frische Ananas-
   stücke
2 EL frisch geriebene
   Kokosnuß

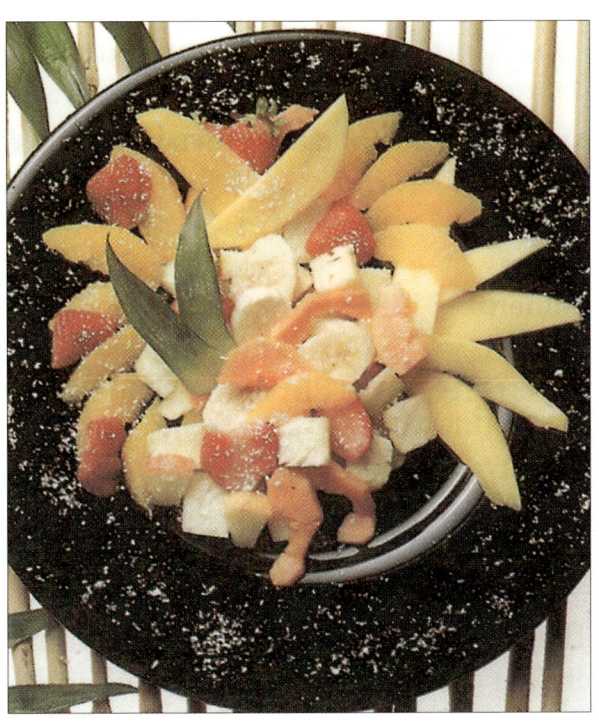

Schälen Sie die Orange und schneiden Sie sie quer zu den Spalten in Scheiben. Schälen Sie die Mangos, und schneiden Sie den Kern heraus. Halbieren Sie die Papaya, und entfernen Sie die Kerne. Schälen Sie die Frucht, und teilen Sie sie in Stücke. Schneiden Sie die Erdbeeren in Scheiben, entkernen und würfeln Sie den Apfel. Fügen Sie die Bananenscheiben und Ananaswürfel hinzu. Dann alle Früchte in einer großen Schüssel gut mischen. Mit Kokosnußraspeln bestreuen. Vergessen Sie nicht, den Fruchtsalat auf leeren Magen zu essen! Wenn Sie keine tropischen Früchte bekommen können, gibt es sie bestimmt in einem Spezialgeschäft. Die Kosten werden mehr als aufgewogen bei einer solchen Delikatesse.

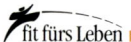
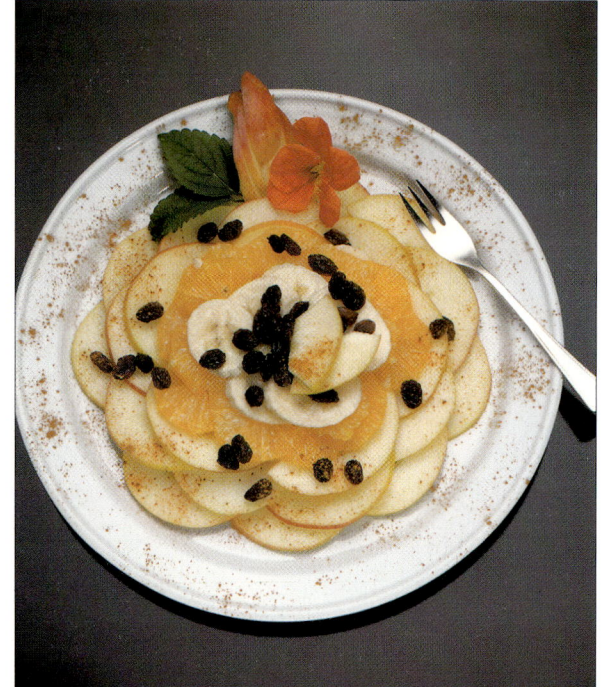

Leichter Obstsalat

2 Portionen:
2 Äpfel, entkernt,
  geschält und in
  Scheiben geschnitten
¹/₂ TL Zimt
  (nach Wunsch)
2 Orangen, geschält
  und in Scheiben
  geschnitten
2 Bananen, in
  Scheiben geschnitten
2 EL Rosinen
¹/₄–¹/₂ Tasse frischer
  Orangen- oder
  Apfelsaft

Äpfel in großer Schüssel in Zimt wälzen, bis sie gleichmäßig bedeckt sind. Orangen und Bananen zugeben. Die Rosinen sollen die Fruchtzuckerkonzentration erhöhen. Da Obst nicht immer süß genug ist, kann der Salat durch die Beigabe von Rosinen energiemäßig aufgewertet werden. Sie können auch jedem anderen Obstsalat durch die Beigabe von Rosinen eine besondere Note verleihen. Diese Zugabe bedeutet mehr Energie!

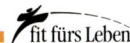
Marilyns Obstsalat

4 Portionen:
1 Ananas
1–2 Bananen
4 Kiwis
4 Apfelsinen
1 Tasse Erdbeeren
2 Handvoll einge-
*   weichte Rosinen*
2 kleine Stangen-
*   sellerie*

Ananas zerteilen, Bananen und Kiwis schälen und in Scheiben schneiden, Apfelsinen aufteilen, Erdbeeren gut waschen, Stangensellerie in Stücke schneiden. Alles hübsch auf dem Teller anordnen oder durcheinandermischen. Rosinen darüberstreuen. Als Hauptmahlzeit servieren.

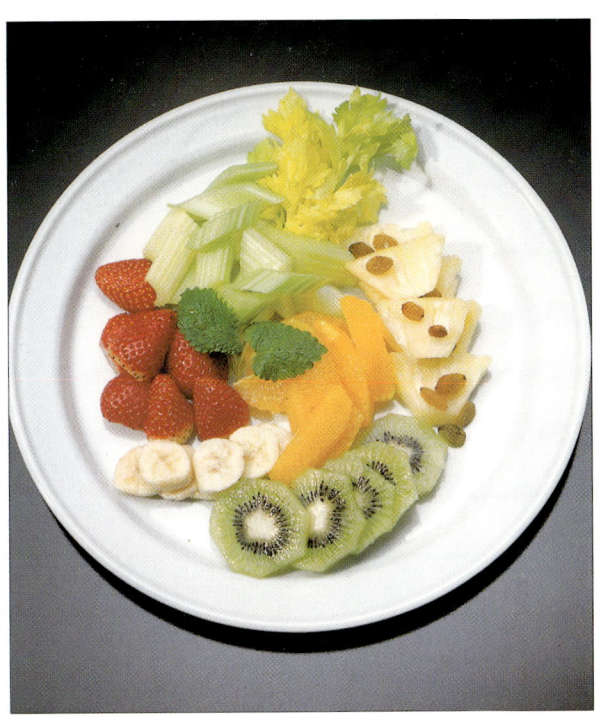

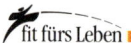

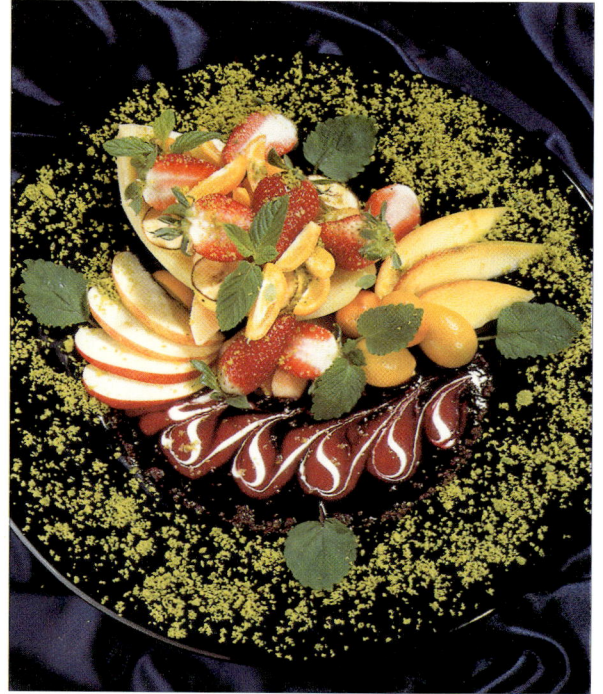

Sommerlicher Früchtecocktail

6 Portionen:
1 Honigmelone
1 Tasse Erdbeeren
1 Tasse Himbeeren
1 Tasse Brombeeren
1 Birne
1 Nektarine oder
Pfirsich
1 reife Mango
10 Kumquats
2 Apfelbananen
1 Tasse Heidelbeeren
Mark von Erdbeeren
und Heidelbeeren
1 Bund Zitronenmelis-
se oder Pfefferminze
1 Tasse gemahlene
Pistazienkerne

Melone halbieren und Fruchtfleisch in kleine Würfel schneiden. Die anderen Früchte waschen und ebenfalls in Würfel oder Scheiben schneiden. Früchte in halbierter Melone und außen herum arrangieren.

Mit dem Mark von pürierten Erdbeeren und Heidelbeeren einen Rahmenspiegel vor den Cocktail ziehen und mit einem spitzen Gegenstand (Zahnstocher) ein Muster nach Ihrer Wahl und Phantasie zeichnen. Die gemahlenen Pistazienkerne auf den Tellerrand streuen und mit Zitronenmelisse oder Minze garnieren.

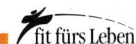
fit fürs Leben

4. Fasten mit Enzymen

Das Enzymfasten – Eine neue Generation des Heilfastens

Wegen seiner reinigenden, entgiftenden und geistig erneuernden Eigenschaften gehört das Fasten zu den natürlichsten Merkmalen einer bewußten Lebensführung. Viele Religionen haben daher das Fasten zum Grundelement ihrer Lehre gemacht, nicht als Strafe, sondern als Gewinn für den Menschen.

Leider hat sich der Mensch durch seine primär materielle Einstellung und der negativen Erfahrung des Hungers von dem »Naturbegriff Fasten« entfernt und empfindet das Fasten als Verzicht. Dabei bedeutet Fasten nur den Verzicht auf grobstoffliche Nahrung, mit dem Ziel, den Organismus aus den Körperdepots zu ernähren. Die Ausscheidung von Gift- und Krankheitsstoffen wird erheblich gesteigert, was das Fasten bei fast allen Krankheitsprozessen so wertvoll macht.

Fasten bedeutet nicht Verzicht, sondern Entlastung

Bei entzündlichen Prozessen leitet der Körper während des Fastens seine Entzündungsstoffe aus, bei allergischen Erkrankungen verschwindet der Juckreiz, Haut und Schleimhäute können sich regenerieren. Der Körper befreit sich von Schadstoffen und Stoffwechselschlacken.

Wer fastet, dessen Körper »spart« die Verdauungsarbeit, welche ca. 30% des gesamten Energieaufwandes ausmacht, und nutzt diese freiwerdende Energie für Heilarbeit. Die Abwehrkräfte werden erhöht und das Denkvermögen gesteigert. Der fastende Mensch fühlt sich in jeder Beziehung leichter und benötigt in der Regel weniger Schlaf.

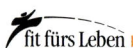
Fasten reinigt nicht nur den Körper, sondern ebenfalls Seele und Geist. Fasten ist eine Verhaltensweise von freien Menschen und hilft die Lebensweise zu ändern. Fasten bedeutet auch: von bejahendem Willen getragene Nahrungsenthaltung.

Während des Fastens kann sich der Verdauungsapparat erholen

Während des Fastens kann sich der Verdauungsapparat erholen. Er säubert sich und entgiftet den Organismus von Stoffwechselrückständen. So wie der Darm und die Verdauungssäfte beschaffen sind, so ist auch die Qualität des Blutes und der Zellen. Während des Fastens sollten Sie mindestens zweimal täglich duschen, damit die ausgeschiedenen Gifte von der Haut abgewaschen werden.

Jeder Fehler im Leben, und ganz besonders ein Ernährungsfehler, hinterläßt Abfälle. Krankheit ist das Ergebnis all dieser nicht beseitigten Abfälle. Der Weg zur Gesundung gelingt nur, wenn der Mensch sich reinigt, d.h., wenn er alles ablegt, was ihn belastet: körperlich, geistig und seelisch. Daher heißt Fasten auch, Gefühle und Gedanken, die uns belasten, aufzugeben. Unser Organismus sollte sich wenigstens einmal pro Woche für 24 Stunden ausruhen können.[13] Unbedingt fasten sollte man während einer Krankheit. Nahrung kann den Gesundungsprozeß verzögern und die Entgiftungsvorgänge hemmen. Kranke Tiere nehmen instinktiv keine Nahrung zu sich.

Die Ausscheidungen wie Schweiß, Atem, Urin und Stuhl riechen während des Fastens oft stark und unangenehm. Dies zeigt, wie sehr unser Organismus mit Stoffwechsel-

---

[13] *Weitere Informationen zu Fastenzeiten und Fastendauer erhalten Sie in dem Buch von Dr. Paul und Patricia Bragg, »Wunder des Fastens. Fitness und Jugend durch individuell richtiges Fasten«*

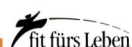

rückständen, Medikamenten und Umweltgiften überladen ist. Negative Gedanken, Haß, Eifersucht und Zorn entladen sich anfangs über schlechte Laune und Alpträume. Die auftretenden Fastenkrisen werden ausgelöst durch die Unmengen von Abfällen, die durch diese Reinigung plötzlich ins Blut gelangen. Kreislaufschwäche, Kopfschmerzen und Schwindel sind hierfür typische Anzeichen.

Wasserfasten, Säftefasten nach *Buchinger,* modifiziertes Fasten nach *Lützner* und die *F.X. Mayr*-Kur sowie die *Schroth*-Kur sind bewährte Fastenarten und Reinigungsprozesse für den Körper. Dagegen stellt das Enzymfasten eine neue Generation des Fastens dar, da hier mit lebensaktiven Enzymen der Entgiftungsprozeß des Organismus während des Fastens intensiviert wird. Lebensaktive Enzymhefezellen beschleunigen den Zellstoffwechsel, indem sie in den Mitochondrien der Zellen den Verbrennungsstoffwechsel derart aktivieren und beschleunigen, daß der »Zellmüll« intensiver abgebaut und entgiftet wird. Die Vitalstoffe in den Enzymhefezellen binden die Zellgifte und bringen sie so schneller zur Ausscheidung. Andererseits treten die oft bei anderen Fastenarten auftretenden »Entgiftungserscheinungen« milder auf, das Fasten wird als angenehmer empfunden. Der Kreislauf bleibt stabiler.

Es gibt verschiedene Formen des Fastens

Eine besondere Rolle beim Enzymfasten spielt das Co-Enzym Q10. Co-Enzym Q10 ist notwendig für die Zellenergie und eine normale Herzfunktion. Es bringt das Immunsystem auf Trab, steigert die Herzkraft, senkt hohen Blutdruck, verringert Übergewicht auf natürlichem Wege und verlängert das Leben. Wie Hormone und einige Vitamine ist Co-Enzym Q10 ein lebenswichtiger Katalysator, der in

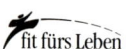

unserem Organismus biochemische Reaktionen beschleunigt oder in eine bestimmte Richtung lenkt.

Studien mit lebensaktiven Enzym-Hefezellen, die unter anderem Co-Enzym Q10 enthalten, konnten nachweisen, daß gerade Umweltgifte der unterschiedlichsten Art besser ausgeleitet werden können, wenn an Vitalstoffe gebundene lebensaktive Enzyme verabreicht werden.

Umweltgifte werden durch Enzyme besser ausgeleitet

Versuche mit Pflanzen, die in nährstoffarme, aber schadstoffbelastete Böden gepflanzt wurden, nahmen diese Schadstoffe in hoher Konzentration auf, gaben sie aber sofort wieder ab, nachdem sie in nährstoffreiche Böden gepflanzt wurden. Die zunehmende Umweltbelastung, hohe Ozonkonzentrationen, Elektrosmog und zum Teil radioaktive Belastungen fordern unser Immunsystem in einem unerträglichen Maße heraus.

Regelmäßiges Fasten mit lebensaktiven Enzymen ist der beste Zellschutz für unseren umweltbelasteten Organismus.

Wie lange sollte gefastet werden?

Bei der Fastendauer gibt es keine allgemeingültigen Richtlinien. Fasten zur Entschlackung, Entgiftung und Reinigung kann in einer 1wöchigen Frühjahrs- und/oder Herbstkur durchgeführt werden. Bei Krankheit sollte über mehrere Wochen gefastet werden, dann allerdings nur unter Anleitung eines erfahrenen Fastentherapeuten im Rahmen einer stationären Kurmaßnahme. In Ausnahmefällen kann aus medizinischen Gründen bis zu 40 Tagen gefastet werden.

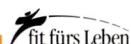

Die häufigsten Gründe, um ein medizinisches Heilfasten durchzuführen, sind:

- Allergien
- Rheuma
- Hoher Blutdruck
- Durchblutungsstörungen
- Verdauungsprobleme
- Übergewicht

Wie wird gefastet? – Ein Tagesplan

Ein oder zwei Tage, bevor Sie mit dem eigentlichen Fasten beginnen, legen Sie zwei Entlastungstage ein, an denen Sie nur Obst und Frischkost (Salate und rohes Gemüse) zu sich nehmen.

Legen Sie vor dem Fasten zwei Entlastungstage ein

Am 1. Fastentag reinigen Sie morgens Ihren Darm gründlich mit einem Einlauf. (Einlaufgeräte und Anleitung erhalten Sie in jeder Apotheke). Etwa 1 Liter körperwarmer Kamillentee wird mit Hilfe eines Irrigators zum Spülen in den Darm geleitet. Durch die Darmreinigung wird der Verdauungstrakt von Ablagerungen befreit, die sich seit mehr als zehn oder zwanzig Jahren aufgrund falscher Lebens- und Ernährungsgewohnheiten dort angesammelt haben. Alte Krusten in den Vertiefungen des Darmes können durch die Spülung gelöst und ausgeschieden werden.

Je länger der Körper verunreinigt wurde, desto erforderlicher ist eine gründliche, mehrmalige Säuberung. Ich empfehle daher, während des Fastens tägliche Darmeinläufe vorzunehmen oder sich an einen Therapeuten zu wenden, der eine Colon-Hydro-Therapie durchführt. Die Colon-Hy-

87

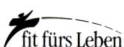
dro-Therapie ist eine intensive Darmspülung mit gereinig-
tem Wasser über einen Zeitraum von 30–45 Minuten. Hier
wird ähnlich wie beim Einlauf verfahren, nur mit dem Un-
terschied, daß das Darmrohr im Enddarm liegenbleibt,
und nun der Darm in einem geschlossenen System 30–45
Minuten mit klarem Wasser sanft durchflutet wird. Diese
Methode wird von allen Fastenden als sehr angenehm und
effektiv empfunden.[14]

Eine Darmspülung
dauert 30–45 Minuten

Um die Stoffwechselschlacken, die aus dem Zwischenzell-
gewebe freigesetzt wurden, schnell auszuleiten, müssen
Sie viel trinken. Das, was an Getränken aufgenommen
werden kann, hängt von der Art des Fastens ab. Ich empfehle folgende Vorgehensweise:

[14] *Dr. Thomas Schultz-Wittner, »Das Buch der ganzheitlichen Darmsanie-*
rung. Gesund durch Colon-Hydro-Therapie«; Nicole Eschmann, Dr. De-
vanando Weise, »Sanfte Darmreinigung zu Hause. Mit Ayurveda zu neu-
em Wohlbefinden«

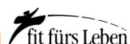

07.00 Uhr	Intensives Duschen, anschließend einen Einlauf wie oben beschrieben durchführen oder 3x wöchentlich ein Darmbad (Colon-Hydro-Therapie)
08.00 Uhr	1 Glas frischgepreßter Karottensaft + 1 Trinkfläschchen lebensaktive Enzyme mit Co-Enzym Q10. Diese Mischung wird teelöffelweise im Mund gut eingespeichelt, damit die Enzyme über die Mundschleimhaut aufgenommen werden können
09.00 Uhr	1 Tasse Entgiftungstee
10.00 Uhr	1 Glas Quellwasser oder stilles Wasser
11.00 Uhr	1 Glas Obstsaft
13.00 Uhr	Leberwickel
14.00 Uhr	1 Glas frischgepreßter Karottensaft
15.00 Uhr	1 Tasse Entgiftungstee
16.00 Uhr	1 Glas Wasser
17.00 Uhr	1 Glas Wasser
18.00 Uhr	1 Glas Rote Bete-Saft + 1 Trinkfläschchen lebensaktive Enzyme mit Co-Enzym Q10
19.00 Uhr	Bewegung, z.B. Spazierengehen
20.00 Uhr	1 Glas Wasser

Einige Menschen frieren während des Fastens, vor allem im Herbst oder Winter. Sollten Sie zu frieren beginnen, dann können Sie 1–2 Tassen einer salzlosen Gemüsebrühe zu sich nehmen. Die Gemüsebrühe stellen sie wie folgt her:

Füllen Sie ein Fünftel des Topfes mit verschiedenen Gemüsesorten, vor allem mit Wurzelgemüse wie Karotten, Sellerie, Petersilienwurzel, Pastinaken, Lauch, Fenchel etc., und füllen Sie den Topf mit kaltem Wasser auf. Nun lassen Sie

89

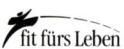

das Gemüse aufkochen und ca. 1–1,5 Stunden leicht köcheln. Danach gießen Sie die Brühe ab. Je nach Geschmack können Sie verschiedene Gewürze hinzufügen wie Lorbeerblatt, Basilikum, Bohnenkraut usw., aber auch Kümmel, Kreuzkümmel, Koriander oder Nelken.

Fasten im Alltag

Wer zum ersten Mal fastet, sollte dies in einer Fastengruppe tun oder unter Begleitung eines Fastentherapeuten. Wenn Sie zu Hause fasten möchten, sollten Sie in Ihrem alltäglichen Umfeld vorher einige Dinge klären. Während Ihrer Fastenzeit sind Sie möglicherweise weniger leistungsfähig. Sie fühlen sich unwohl und haben eventuell schlechte Laune. Unter Umständen kommt es zu Fastenreaktionen und Heilkrisen. Sie sollten jederzeit die Möglichkeit haben, sich zurückziehen zu können, um Ihren Bedürfnissen nachzugehen. Wenn Sie schlafen möchten, sollten Sie schlafen können, wenn Sie sich massieren lassen möchten oder in die Sauna gehen wollen, sollten Sie das tun.

Während des Fastens ist eine verstärkte Hygiene erforderlich

Sie sollten während Ihrer Fastenzeit nicht durch Alltagsarbeit und die üblichen Sorgen belastet werden. Wenn es möglich ist, nehmen Sie sich Urlaub vom Beruf, von der Familie und sonstigen Verpflichtungen. Sie können durchaus während des Fastens Ihrem Beruf nachgehen, aber bedenken Sie, daß nach einigen Fastentagen deutliche Entgiftungsvorgänge des Körpers einsetzen, die sich durch unangenehmen Körper- und Mundgeruch bemerkbar machen. Eine gründliche Körperpflege und Hygiene ist jetzt verstärkt notwendig. Organisieren Sie Ihr Fasten so, daß Sie unter Umständen wenigstens einen Tag von der Arbeit

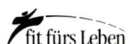
zu Hause bleiben können. Wer länger als eine Woche fasten möchte, sollte sich an eine Praxis wenden, in der das Fasten fachkundig begleitet wird.

Das Fastenbrechen: Was nach dem Fasten beachtet werden muß

»Fasten kann jeder Dumme, Fastenbrechen nur ein Weiser«

Mit diesem Satz ist schon fast alles gesagt. Wer sich vor lauter Freude, daß er wieder essen darf, nach dem Fasten »den Bauch vollschlägt«, wird ein böses Erwachen erleben. Der Organismus muß nach einer Fastenperiode wieder behutsam vom Fastenstoffwechsel auf den Ernährungsstoffwechsel umgestellt werden.

Beginnen Sie daher am **1. Tag** des Fastenbrechens nachmittags mit einem Apfel, der sehr lange und gründlich gekaut wird. Der Magen muß langsam wieder an die Nahrungsaufnahme gewöhnt werden. Noch nie hat Ihnen ein Apfel so gut geschmeckt wie nach dem Fasten!

Stellen Sie Ihren Organismus nach dem Fasten behutsam auf feste Nahrung um

Am **2. Tag** bleiben Sie ebenfalls bei Obst.

Am **3. Tag** können Sie erweiterte Frischkost zu sich nehmen. Das Fastenbrechen sollte auf gar keinen Fall mit erhitzter Nahrung oder tierischen Nahrungsmitteln durchgeführt werden.

Nach dem Fasten sollten Sie die Chance wahrnehmen, mit alten Eßgewohnheiten zu brechen. Denn nun können Sie Ihrem gereinigten und entgifteten Körper eine lebensakti-

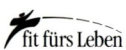

Beginnen Sie das
Fastenbrechen
mit einem Apfel

ve Ernährung zuführen. Essen Sie in Zukunft eine vitalstoffreiche Kost mit einem sehr hohen Anteil an lebendiger Nahrung in Form von Frischkost (siehe Kapitel »Ernährung mit lebensaktiven Enzymen« auf Seite 53)

Ihr Enzymfasten auf einen Blick

Samstag	erster Entlastungstag mit 1 Glas Entschlackungssaft (siehe enzymreiche Säfte) morgens und enzymreichen Salaten mittags und abends
Sonntag	zweiter Entlastungstag mit 1 Glas Entschlackungssaft morgens und dem Rest des Tages Obst der Jahreszeit
Montag	1. Fastentag laut Fastenplan
Folgende Tage	wie Fastenplan. Je nach Fasten-dauer: z.B. 1 oder 2 Wochen
Freitag	Fastenbrechen mit einem Apfel um 17.00 Uhr
Samstag	erster Aufbautag mit Säften und Obst
Sonntag	zweiter Aufbautag mit Obst zum Frühstück und enzymreichen Salaten mittags und abends

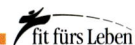
fit fürs Leben

Die 40-Tage-Kur mit lebensaktiven Enzymhefezellen

Nicht jeder Mensch kann fasten oder sollte fasten: Kinder, Leistungssportler, alte Menschen, Schwangere oder beruflich stark belastete Personen sind vom Fasten ausgeschlossen. Manchen Menschen fehlt auch die Kraft, um auf längere Zeit auf Nahrung verzichten zu können. Trotzdem gibt es auch für diese Menschen die Möglichkeit, die regenerierende Wirkung der lebensaktiven Enzyme zu erleben. Mit einer 40-Tage-Kur mit lebensaktiven Enzymhefezellen erreichen Sie schnell Wohlbefinden, ein besseres Aussehen, fühlen sich fit und können sich besser konzentrieren.

Nicht jeder Mensch kann fasten oder sollte fasten

Diese Frühlingskur für Ihren Organismus können Sie problemlos zweimal im Jahr – am besten im Frühjahr und im Herbst – durchführen. Mit einem gestärkten Immunsystem neigen Sie weniger zu Infekten und fühlen sich insgesamt leistungsfähiger. Auch Schwangere, die einen höheren Bedarf an Vitalstoffen haben, können während dieser Zeit morgens einen Eßlöffel lebensaktiver Enzymhefezellen zu sich nehmen. Sie werden, kombiniert mit Schwangerschaftsgymnastik, wahrscheinlich eine leichtere Geburt erleben.

Für eine Kur mit lebensaktiven Enzymhefezellen verwende ich Trinkfläschchen mit lebensaktiven Enzymen plus Gelee Royal plus Weizenkeimöl plus Co-Enzym Q10.

Gelee Royal ist der Saft, den die Biene zwischen ihrem sechsten und zehnten Lebenstag aus der Futtersaftdrüse im Kopf ausscheidet. Er ist vergleichbar mit der Mutter-

93

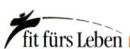

milch, und er enthält alles, was die junge Bienenlarve, aus der eine Königin werden soll, zu ihrer Entwicklung braucht. Gelee Royal besteht aus 67% Wasser und 33% Trockensubstanz. In dieser sind 12% Eiweißstoffe, 6,5% Fette, 12,5% einfache Zucker, 66,2% Mineralstoffe und 2,8% nicht identifizierbare Substanzen enthalten. Der hohe Gehalt an Vitaminen, Mineralstoffen und Spurenelementen sowie Wuchsstoffen machen Gelee Royal zu einem wertvollen Lebensmittel, da es Stoffwechsel und Immunsystem stärkt.

Weizenkeimöl besitzt einen hohen Anteil an ungesättigten Fettsäuren

Weizenkeimöl ist so wertvoll, weil es neben einem hohen Anteil an ungesättigten Fettsäuren auch reich an Vitamin E ist. Hochungesättigte Fettsäuren brauchen wir, um fettlösliche Vitamine und bestimmte Eiweiße besser aufnehmen zu können. Ungesättigte Fettsäuren schützen uns vor Krebs und stärken das Immunsystem.

Die Trinkfläschchen für die Kur mit lebensaktiven Enzymen können Sie beim *Institut für biologische Medizin und angewandte Ernährungstherapie* (siehe Kontaktadressen) bestellen.

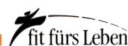
Zur Immunstärkung:

Eine lebensaktive Ernährung, wie sie ab Seite 54
beschrieben wird, plus

- 1. und 2. Woche:
  3 x täglich 1 Trinkfläschchen lebensaktive Enzyme mit Gelee Royal
  (immer vor dem Essen)

- 3. bis 6. Woche:
  2 x täglich 1 Trinkfläschchen
  lebensaktive Enzyme mit Gelee Royal

Zur Regeneration nach Operationen, Infekten und schweren Krankheiten:

Eine lebensaktive Ernährung plus

- 1. bis 4. Woche:
  3 x täglich 1 Eßlöffel lebensaktive
  Enzyme mit Weizenkeimöl
  (immer vor dem Essen)

- 5. und 6. Woche:
  2 x täglich 1 Eßlöffel lebensaktive
  Enzyme mit Weizenkeimöl

Herz- und Kreislaufbeschwerden:

Eine lebensaktive Ernährung plus

- 1. und 2. Woche:
  3 x täglich 1 Trinkfläschchen
  lebensaktive Enzyme mit Co-Enzym
  Q10 (immer vor dem Essen)

- 3. bis 6. Woche:
  2 x täglich 1 Trinkfläschchen
  lebensaktive Enzyme mit
  Co-Enzym Q10

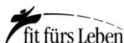
Sport, körperliche und seelische Anspannung:

Eine lebensaktive Ernährung plus

- 1. und 2. Woche:
  2 x täglich 1 Trinkfläschchen
  lebensaktive Enzyme mit Co-Enzym
  Q10 (immer vor dem Essen)

- 3. bis 6. Woche:
  1 x täglich 1 Trinkfläschchen
  lebensaktive Enzyme mit
  Co-Enzym Q10

Verdauungsprobleme, Verstopfung, Pilze, Erschöpfung, chronische Müdigkeit, Konzentrationsschwäche, Allergien (Vorsicht bei Hefeunverträglichkeit):

Eine lebensaktive Ernährung plus

- 1. bis 6. Woche:
  3 x täglich 1 Eßlöffel lebensaktive Enzyme mit Fruchtsaftkonzentraten
  (immer vor dem Essen)

Kinder ab dem 6. Lebensjahr:

Eine lebensaktive Ernährung plus

- 1. und 2. Woche:
  3 x täglich 1 Teelöffel lebensaktive
  Enzyme mit Fruchtsaftkonzentraten
  (immer vor dem Essen)

- 3. bis 6. Woche:
  2 x täglich 1 Teelöffel lebensaktive
  Enzyme mit Fruchtsaftkonzentraten

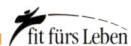
5. Die ganzheitliche Enzym-Kur

Entgiftung mit lebensaktiven Enzymen

Im menschlichen Organismus laufen nicht nur ständig Aufbauprozesse ab, sondern gleichzeitig auch Abbau- und Ausscheidungsprozesse. Abgestorbene Zellen müssen genauso entsorgt werden wie die im Stoffwechsel produzierten, nicht mehr zu verwertenden Substanzen. Solange diese Stoffe bestimmte Größenordnungen nicht überschreiten, sind die Ausscheidungs- und Entgiftungsorgane in der Lage, ihre Funktion zu erfüllen. Übermäßig anfallende Stoffwechselgifte werden im Körper abgelagert. Bevorzugte Orte sind das Bindegewebe, das Fettgewebe, das Lymphsystem und später das Organgewebe. Zur Entgiftung seiner Stoffwechselprodukte benötigt der Körper im hohem Maße Vitamine, Spurenelemente und Enzyme. Diese Stoffe fördern die Zellentgiftung und helfen bei der Ausscheidung der Abfallprodukte des Stoffwechsels.

Übermäßig anfallende Stoffwechselgifte werden im Körper abgelagert

Zellmüll verursacht in der Zelle die Bildung sogenannter freier Radikale, das sind hochaggressive freie Sauerstoffelektronen, die die Fettstrukturen der Zellwand angreifen und zerstören können. Durch sogenannte Radikalfänger wie Vitamine, Bioflavonoide und Enzymsysteme werden diese freien Radikalen inaktiviert.

Freie Radikale entstehen allerdings überall dort im Organismus, wo biochemische Reaktionen ablaufen, sowie bei der Zerstörung der Zellwand von Viren. Hält sich die Anzahl der freien Radikalen in kontrollierbaren Grenzen, besteht keine Gefahr für den Organismus.

Doch durch den zunehmenden Ausstoß an Schadstoffen in die Umwelt und die zunehmende Chemisierung in der Me-

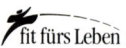

dizin wird der menschliche Organismus täglich mit Substanzen konfrontiert, die nicht mehr natürlichen Ursprungs sind. Unser Körper hat dagegen noch keine Abwehrmechanismen oder Entgiftungssysteme aufbauen können, denn Evolutionsprozesse und damit verbundene Anpassungsprozesse verlaufen über Millionen von Jahren.

Der Stoffwechsel wird durch Umweltgifte belastet

Durch Umweltgifte werden im Zellstoffwechsel wichtige Enzymsysteme inaktiviert, blockiert und sogar zerstört. Ein Ausfall dieser Systeme führt zu Zellstoffwechselentgleisungen, im schlimmsten Fall zur Entartung der Zelle. Xenobiotika, so werden alle Umweltgifte in der Fachsprache genannt, provozieren am häufigsten die Bildung von freien Radikalen in den Zellen. Außerdem zerstören sie die wichtigsten Schutzsysteme in der Zelle gegen freie Radikale.

Ich konnte in einer Studie von 1987 bis 1989 an 237 neurodermitiskranken Kindern nachweisen, daß über 35% der Kinder unter 10 Jahren mit Schwermetallen belastet waren. Bei Testungen in meiner Praxis stelle ich immer häufiger fest, daß Patienten mit xenobiotischen Substanzen belastet sind. Häufig sind es Quecksilber aus Amalgam, Insektizide, polyzyklische aromatische Kohlenwasserstoffverbindungen und Schwermetalle. Je schlechter der Ernährungszustand in bezug auf Vitalstoffe ist, desto häufiger fanden wir xenobiotische Belastungen.

Neben der Meidung von Umweltgiften sollte also eine ausreichende Vitalstoffversorgung sichergestellt werden. Eine lebensaktive Ernährung, kombiniert mit lebensaktiven Hefezellen, versorgt den Organismus nicht nur vollständig mit Nährstoffen, sondern unterstützt die Entgiftungspro-

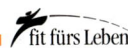

zesse des Körpers und hilft, Umweltgifte auszuleiten. Amerikanische Untersuchungen kamen zu dem Ergebnis, daß es weltweit keinen Menschen mehr gibt, in dessen Fettgewebe nicht 200 bis 2.500 Umweltgiften, nachgewiesen werden können.

Insektizide, Pestizide und Fungizide weisen hormonähnliche Strukturen auf und wirken im Körper wie eine östrogenähnliche Substanz, was dazu führen kann, daß die Spermiogenese (Bildung von lebensfähigen Samenfäden) reduziert wird. Kinderlosigkeit ist die Folge. Bei Frauen kommt es zu Veränderungen in den Geschlechtsorganen und Unregelmäßigkeiten im Zyklus bis hin zu Anomalien an Uterus und Eierstöcken.

Insektizide weisen hormonähnliche Strukturen auf

Lebensaktive Enzymhefezellen mit ihren Vitaminen, Mineralstoffen und Spurenelementen binden in den Zellen auftretende freie Radikale, indem sie diese aggressiven Elektronen an sich binden und in ihre Molekularstruktur einbauen. Sie schützen somit unsere Zellen vor der Zerstörung, regenerieren wichtige Reparaturenzyme und können Enzymersatzbrücken für die inaktivierten Cytochromoxidasen in den Mitochondrien bilden. Auf lange Sicht jedoch muß die Gesamtumweltbelastung zurückgefahren werden.

Die von mir entwickelte **Enzym-Kur** basiert auf jahrelangen Erfahrungen in Klinik, Praxis und Forschung. Jeder Körper besitzt seine individuelle Weisheit und kann sich selbst am besten heilen. Heilung ist immer ein individueller Vorgang, der sowohl vom Heiler als auch vom zu Heilenden eingeleitet werden kann. Die Aufgabe des Therapeuten besteht darin, zu erkennen, warum die Selbsthei-

99

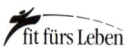
lungskräfte des Körpers nicht mehr wirken und die Ursachen herauszufinden, die unseren Körper schwächen.

Oft ist es nicht einfach, die Signale zu entschlüsseln, die uns unser Körper mit seiner Krankheit gibt. Das trifft besonders auf allergische Erkrankungen zu, bei denen die Haut Reaktionen zeigt und wir davon ausgehen, daß sie das erkrankte Organ ist. Tatsächlich sind bei Allergien aber die inneren Regelkreise gestört. So ist es zu verstehen, daß immer mehr Menschen Beschwerdebilder zeigen, die zwar mit Diagnosen wie Allergie, Rheuma, Reizkolon, vegetative Dystonie oder Lumbago belegt werden, die aber mangels wirkungsvoller Therapien nicht kuriert werden können. Viele Menschen fühlen sich krank und wissen nicht warum.

Wir sind klinisch gesund, haben aber trotzdem Symptome

In vielen Fällen sind die üblichen Diagnoseverfahren wie Blutbildanalyse, Röntgen- und Ultraschalluntersuchungen sowie Computertomographie viel zu grob, um die ersten feinstofflichen Veränderungen in unseren Organsystemen zu erfassen. Wir sind klinisch gesund, haben aber trotzdem Symptome und fühlen uns krank. Der Körper meldet uns, daß etwas nicht stimmt, aber laut dem medizinischen Befund sind wir völlig gesund. Tatsächlich liegen komplexe Störungen im Organsystem vor, die sich allerdings noch im energetisch-funktionellen Bereich abspielen. Die Organe sind zwar noch nicht geschädigt, das heißt im Ultraschall, beim Röntgen und durch das Labor zeigen sich keine Auffälligkeiten, aber das funktionelle System ist aus dem Gleichgewicht geraten. Energieblockaden und Funktionsstörungen können somit erhebliche Krankheitssymptome hervorrufen, ohne daß ein Organ oder das Blut Veränderungen aufweist.

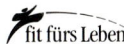
Denken Sie an die Vielzahl von Allergien, an Pilzbefall des Darmes, virustoxischen Belastungen, Vergiftungen durch Amalgam oder andere Umweltgifte und vieles mehr. Für diese weitverbreiteten Fälle bietet die Enzym-Kur einen ganzheitlichen Ansatz. Diagnostik und Therapie beruhen sowohl auf bewährtem Wissen als auch auf ganz neuen Erkenntnissen, besonders in der Immuntherapie. Die Kernpunkte der Enzym-Kur sind:

Der Mensch als Ganzes – Behandlung der Ursachen – Ernährung als Therapie

Der Mensch als Ganzes

Nur wer den Menschen in seiner Gesamtheit erfaßt, hält den Schlüssel ganzheitlichen Heilens in der Hand. Krankheit ist Ausdruck eines Ungleichgewichts im körperlichen, seelischen und geistigen Bereich. Oft ist dieses Geschehen so komplex, daß wir uns dazu verleiten lassen, die Ursache der Krankheitsentwicklung dort zu sehen, wo es »weh« tut. Wie falsch dieses Denken sein kann, zeigt uns das Beispiel Kopfschmerz. Nur 1% der Menschen, die unter Kopfschmerzen leiden, haben Erkrankungen, die direkt mit dem Kopf zu tun haben. Bei 99% der Betroffenen handelt es sich um Menschen, bei denen der Kopfschmerz nur das Leitsymptom einer funktionellen Organstörung ist, die unter Umständen sehr weit vom Kopf entfernt liegt. Um diese Funktionsstörungen erkennen zu können, sind andere Diagnosemethoden nötig, als sie in der herkömmlichen Schulmedizin anerkannt sind.

Heilung ist immer ein individueller Vorgang

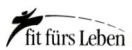
Diagnostik

Bioenergetische Meßverfahren erfassen auch kleinste funktionelle Störungen

Untersuchungsmethoden mit bioenergetischen Meßverfahren erfassen auch kleinste funktionelle Störungen, die sich organisch noch nicht manifestiert haben, aber schon zu starken Symptomen führen können. Betroffene brauchen nicht unnötig zu leiden und abzuwarten, bis sich ihre Symptome zu Organerkrankungen entwickeln. Sie können sofort etwas für Ihre Gesundheit und Ihr Wohlbefinden tun. Mit Hilfe der Eigenschwingung und Eigeninformation des Patienten werden mittels Elektroakupunktur nach *Voll* die Organe nach energetischen Blockierungen und Belastungen abgefragt. Je nach Funktionsstörungen werden dann die Medikamente und Enzyme ausgetestet, die die Blockierungen beseitigen und die Harmonie im Körper wiederherstellen.

Die von *Dr. med. Voll* entwickelte Methode beruht auf der Messung des energetischen Potentials eines Akupunkturpunktes. Dieser Meßwert hat eine gewisse Aussagekraft über das Energieniveau eines Organes oder Organsystems. Anhand eines Medikamententests kann man das Energiepotential beeinflussen und bekommt eine Aussage darüber, in welchem Maße die Funktion des Organes gestört ist. So kann man z.B. erkennen, ob ein Organ durch einen Virus oder ein Umweltgift belastet und in seiner Funktion gestört ist. Sodann können entsprechende Therapiemaßnahmen durchgeführt werden.

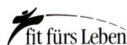
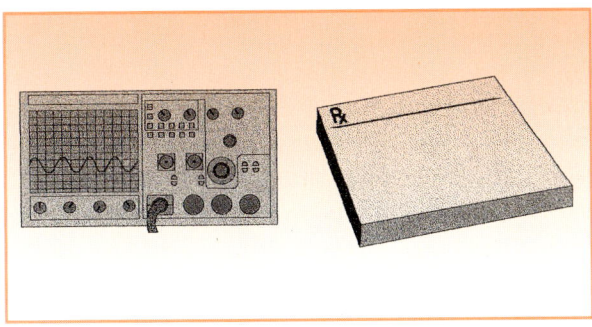

Elektroakupunktur nach Voll (links)
Kirlian-Fotografie (rechts)

Die Kirlian-Fotografie nach *Peter Mandel* hilft ebenfalls, Funktionsstörungen frühzeitig zu erfassen und den Therapieerfolg zu überprüfen.

Die Kirlian-Fotografie erzeugt in einem Hochfrequenzfeld eine energetische Abstrahlung an den Händen und Füßen, die auf Fotopapier festgehalten wird. Abstrahlungsart und besondere Abstrahlungsphänomene im Kirlianbild geben dem Untersucher wichtige Hinweise darauf, welche Organsysteme in ihrer Funktion beeinträchtigt sind und leiten ihn zu den entsprechenden Therapiemaßnahmen.

Mit der traditionellen Urindiagnose nach *Schwenk* können wichtige Stoffwechselfunktionen von Magen, Bauchspeicheldrüse, Leber, Galle und Nieren beurteilt werden.

Anhand mehrerer chemischer Reaktionen wird der Urin vor und nach einem Kochvorgang untersucht. Die jeweiligen Reagenzien zeigen nun an, ob Erkrankungen der Nieren, des Magens, des Darmes, der Galle, der Leber oder der Bauchspeicheldrüse vorliegen.

Verschiedene Diagnoseverfahren ergänzen sich

103

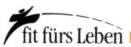

Mit dieser Methode wird besonders die Funktion der Darmschleimhaut erkennbar. Kinesiologische Lebensmittel- und Nährstofftestungen sowie Untersuchungen der Darmflora vervollständigen die Möglichkeiten ganzheitlicher Diagnostik, denn nur durch die Erkenntnis der Ursachen ist ganzheitliche Heilung möglich.

Nur durch die Erkenntnis der Ursachen ist ganzheitliche Heilung möglich

Viele Substanzen können über einen kinesiologischen Muskeltest daraufhin geprüft werden, ob sie dem Körper gut tun oder ob sie ihm schaden. Der Tester gibt dem Patienten ein Lebensmittel oder einen Nährstoff in die Hand und überprüft nun anhand des Muskeltonus, ob dieser Stoff vertragen wird oder nicht. So können sehr schnell Lebensmittelunverträglichkeiten am Patienten ausgetestet werden. Ebenso wird geprüft, ob ein bestimmter Nährstoff zugeführt werden muß, in welcher Dosierung und wie lange.

In meiner Praxis gehört es zur Routineuntersuchung, von den Patienten Stuhl einzuschicken, um die Darmflora, den pH-Wert und das Immunglobulin A untersuchen zu lassen. So bekomme ich viele Hinweise auf die Funktion des Darmes, auf seine Immun- und Stoffwechselleistung und auf die Zusammensetzung der Darmflora sowie auf Pilz- oder Parasitenbefall.

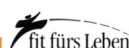
Gesundheits-Diagnose-Check

1. Untersuchung der Darmflora und Enzymtätigkeit im Verdauungstrakt
2. kinesiologische Austestung von Lebensmitteln auf Verträglichkeit
3. Stoffwechseltest nach *Schwenk*
4. Erfassen von Nährstoff- und Enzymmängeln
5. Austesten von Toxinbelastungen
6. Funktionstest sämtlicher Organe
7. individuelle Ernährungsberatung
8. individueller Enzym- und Nährstoffplan

Die Behandlung der Ursachen

Eine Ursachenbehandlung kann dann erfolgreich sein, wenn verschiedene Diagnoseverfahren zusammengeführt werden und daraus für jeden Patienten ein individueller Therapieplan entworfen wird. Sind durch die Auswertung der feinstofflichen Meßverfahren die wesentlichen Krankheitsursachen gefunden, werden sie mit Hilfe von Ausleitungs- und Entgiftungsverfahren beseitigt. Viele Symptome verschwinden von selbst, wenn der Schlüssel zur Selbstheilung gefunden wurde. Während meiner langjährigen Tätigkeit als Heilpraktiker und Ernährungstherapeut habe ich immer wieder festgestellt, daß der Mensch seinen Körper vor allem in vier Bereichen schwächt, in denen eine individuell ausgearbeitete Therapie ansetzen sollte:

Mit dem Schlüssel zur Selbstheilung verschwinden die Symptome

105

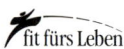
1. Die nährstoff- und enzymarme Ernährung
2. Die giftbelastete Umwelt
3. Der überlastete Darm
4. Die überforderte Seele

Ernährung als Therapie

Nach dem Motto: *»Du bist, was Du ißt«,* entscheiden wir mit unserer Nahrungsauswahl über die Funktion unseres Stoffwechsels. Ernährung kann unseren Körper stärken und in seiner Arbeit unterstützen. Sie kann aber auch schwächen und den Stoffwechsel überlasten. Hier setzt die individuelle Ernährungstherapie ein. Nahrungsmittelunverträglichkeiten müssen korrigiert werden, um dadurch unnötige Irritationen des Immunsystems auszuschalten. Die Heilung wird durch eine lebensaktive Ernährung deutlich beschleunigt, denn die meisten Zivilisationskrankheiten sind ernährungsbedingt. Eine vitalstoffreiche Kost mit Berücksichtigung der individuellen Konstitution und individueller Bedürfnisse bildet die beste Voraussetzung, um gestörte Funktionssysteme wieder zu harmonisieren. Leistungsfähigkeit, Beweglichkeit, Konzentrationsfähigkeit und allgemeines Wohlbefinden sind die häufigsten Resultate einer Ernährungsumstellung. In vielen Fällen ist es sogar sinnvoll, den Körper vor der Umstellung durch Enzymfasten zu entgiften und zu reinigen (siehe Seite 81). Vielen Kranken wurde bereits mit Enzymfasten und individueller Ernährungsberatung geholfen. *Ernährung als Therapie* ist verantwortungvolles Handeln im ganzheitlichen Sinne.

Die meisten Zivilisationskrankheiten sind ernährungsbedingt

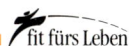
Bewegung, Streßabbau sowie Enzymhefezellen ergänzen die entscheidenden Informationsimpulse zur Selbstregulierung des Körpers. Aufbauende, ausleitende oder entgiftende Maßnahmen werden je nach Notwendigkeit flankierend eingesetzt. Für eine ganzheitliche Gesundheit verbinden sich traditionelle Heilweisen mit modernen Erkenntnissen. Darüber hinaus kann es auch notwendig sein, im seelisch-geistigen Bereich für Harmonie und Erneuerung zu sorgen. Gefühlsblockaden, negative Gedanken und Perspektivlosigkeit schwächen den Körper ebenso wie falsche Ernährung.

Traditionelle Heilweisen verbinden sich mit modernen Erkenntnissen

Liebevolle Lebensberatung mit Elementen des Neurolinguistischen Programmierens (NLP), metamorphische Energiearbeit und Blütentherapie nach *Bach* haben sich bewährt, um die Seele zu harmonisieren. *Edward Bach* entdeckte in diesem Jahrhundert 38 Blütenessenzen, die in der Lage sind, blockierte seelische und geistige Zustände zu harmonisieren. Er war der Überzeugung, daß Krankheiten in erster Linie von disharmonischen Seelenzuständen in Gang gesetzt werden. Durch Gespräche und Blütenessenzen konnte er diese blockierten Seelenzustände transformieren und Heilung auf allen Ebenen erreichen.

Die von mir entwickelte Kur, die viele Jahre sehr erfolgreich in der ehemaligen Schwarzwald-Klinik umgesetzt wurde, existiert heute in anderer Form weiter. Wochen- und monatelange stationäre Aufenthalte und Kurmaßnahmen sind heute nicht mehr finanzierbar. Die Entwicklungen in unserem Gesundheitswesen zwingen uns, neue Wege zu beschreiten. Die Eigenverantwortung des Patienten muß gestärkt werden; sie kann aber nur angenommen werden, wenn dem Patienten auch die Informationen zur

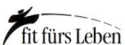
Verfügung stehen, die er zum eigenverantwortlichen Handeln braucht.

»Gesundheit ist ein Informationsproblem« (Dr. Bruker). So müssen neben Diagnose und Therapie auch gesundheitsbildende Maßnahmen stehen, die es dem kranken Menschen ermöglichen, seinen Gesundwerdungsprozeß aktiv zu unterstützen. Darum habe ich die Erfahrungen der Vergangenheit mit neuen Erkenntnissen verknüpft. In einwöchigen Gesundheitsprogrammen können wichtige Schritte zur Regeneration und Selbstheilung in Gang gesetzt werden:

Unser Hauptstörfeld
ist der Darm

- Eine Woche Enzymfasten mit frischgepreßten enzymreichen Säften
- Colon-Hydro-Therapie
- Entspannungsprogramm
- Gesundheitsbildung
- Umfassende Diagnostik
- Behandlungsplan für zu Hause
- Spezielle Gesundheitswochen mit lebensaktiver Ernährung
- Darmentgiftung und Darmsanierung
- Darm-Aktiv-Kur
- Haut-Aktiv-Kur
- Immun-Aktiv-Kur
- Gesundheitsbildung

Der Gesundheits-Diagnose-Check erfaßt in ganzheitlicher Weise alle Fehlreaktionen des Immunsystems, die ein allergisches Geschehen auslösen. Angeborene, erworbene und maskierte Allergien werden diagnostiziert. Krankheiten wie Neurodermitis, Asthma, Heuschnupfen und Nah-

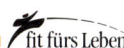
rungsmittelunverträglichkeiten mit ihrem vielfältigen Erscheinungsbild können dann gezielt therapiert werden.

Darüber hinaus werden in ganzheitlicher Weise alle Fehlfunktionen des Verdauungsapparates erfaßt. Von Blähungen bis Colitis, von Pilzbefall bis Enzymschwächen können Krankheiten des Verdauungssystems ebenso einer gezielten Therapie zugeleitet werden. Aber auch andere unklare Beschwerdebilder können analysiert und behandelt werden.

Ich möchte noch einmal daran erinnern: Der ursächliche Heilungsprozess basiert auf der Erfahrung, daß der Körper seine eigene Weisheit besitzt und sich selbst am besten heilt. Unterstützen wir ihn dabei durch gesunde Ernährung, durch eine für unsere seelische Entwicklung förderliche Umgebung und durch die Befreiung von alten Giften, sanieren wir sein Hauptstörfeld – den Darm – und modulieren wir das Immunsystem, dann wird er es uns mit Gesundheit und Wohlergehen danken.

Der Körper heilt sich selbst am besten

Pilze im Darm – Wenn Hefen Hefen bekämpfen

Wenn Sie ständig müde, antriebslos und träge sind, ständig Heißhunger auf Süßes haben, Ihr Bauch voller Luft ist, Sie sich schlecht konzentrieren können oder sich krankfühlen und nicht wissen, warum, dann leiden Sie möglicherweise unter einem Pilzbefall.

Das Hauptreservoir für Pilzbefall sind die Schleimhäute, besonders von Dünn- und Dickdarm. Ihre häufigsten Vertreter sind Candida albicans, Aspergillus niger und Geotrichum candidum. Dabei gehören Pilze nicht zur boden-

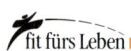
ständigen Schleimhautflora. Sie wandern von außen, in der Regel über die Ernährung, in den Verdauungstrakt ein. Ein gesundes Darmsystem allerdings scheidet sie wieder aus. Ein gestörtes Ökosystem im Darm mit Schleimhautdefekten, verminderter Abwehrleistung und pilzfreundlichem Milieu begünstigt das Anwachsen von Pilzsporen in der Schleimhaut. Durch ihre Fähigkeit, Kohlenhydrate zu verstoffwechseln, senken sie den Blutzuckerspiegel, und dadurch entsteht der Heißhunger auf Süßes. Bei dem Zersetzungsprozeß der Kohlenhydrate werden für den Organismus schädliche Stoffe freigesetzt, hauptsächlich minderwertige Fuselalkohole. Dies führt zu einer Belastung des Leberstoffwechsels und zu anhaltender Müdigkeit.

In schwer geschädigten immunschwachen Organismen können die Pilze über Blut und Lymphe in das gesamte System einschwemmen und schwere Infektionen hervorrufen. Die klassische Therapie von Mykosen besteht in der Gabe von Nystatin und Diätetik. Leider reicht dies in den meisten Fällen nicht aus. Immunstimulierende Maßnahmen sind genauso notwendig. Das Darmmilieu muß verändert werden, und der Einsatz von Enzymhefezellen hilft, die Pilzinfektion zu bekämpfen. Die Enzymhefezellen fungieren als Gegenspieler zu den krankmachenden Pilzen, drängen sie von den Schleimhäuten zurück und stärken das Immunsystem. Wissenschaftliche Studien haben bewiesen, daß das Immunsystem der Darmschleimhaut durch zwei verschiedene Mikroorganismen stimuliert werden kann:

Enzymhefezellen fungieren als Gegenspieler zu den krankmachenden Pilzen

1. Lebensaktive Enzymhefezellen mit beta-Carotin, Vitamin C und E und natürlichem Selen
2. Hochdosierte probiotische Milchsäurebakterien

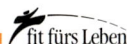
Ich arbeite seit Jahren mit lebensaktiven Enzymhefezellen und hochdosierten Milchsäurebakterien bei der Darmentgiftung und Darmsanierung und kann nur bestätigen, daß nach Nystatinbehandlungen die Rezidivrate (Wiederkehr einer Infektion, hier mit Pilzen) drastisch gesenkt wird, wenn das Immunsystem des Darmes durch Enzymhefezellen gestärkt und die Darmschleimhaut regeneriert wird.

Die Behauptung, Hefepilze wie Candida mit Hefepilzen wie Enzymhefezellen zu behandeln, begünstige das Wachstum des Candidapilzes, kann nicht bestätigt werden. Das Gegenteil ist der Fall: Eine wirksame Pilztherapie ist dann erfolgreich, wenn es gelingt, die Schleimhaut- und Abwehrbarrieren des Darmes wieder zu regenerieren, und dazu benötigen wir lebensaktive Enzyme aus der Ernährung sowie Enzymhefezellen.

Eine Pilztherapie regeneriert die Schleimhautbarrieren des Darms

Die Wirkstoffe in den Enzymhefezellen stimulieren in der Schleimhaut spezifische Zellen, die Immunglobulin A produzieren, ein wichtiger Immunschutzstoff, um ungünstige Keime und Fremdstoffe von der Schleimhaut fernzuhalten. Da Enzymhefezellen auch entzündungshemmende Substanzen enthalten, kann sich die gereizte Schleimhaut erholen und regenerieren.

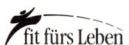
Übersichtstabelle – Enzyme

Enzyme tierischer Herkunft	
	Pepsin
	Trypsin
	Chymotrypsin
	Pankreatin
	Katalase
	Lysozym
Enzyme pflanzlicher Herkunft	
	Papain
	Bromelain
	Fizin
	Amylasen
	Lipasen
	Seropeptasen
Enzyme aus Pilzen	
	Proteasen
	Invertase
	Enzym-Hefezellen

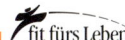

Glossar

Amalgam: Zahnfüllmaterial aus 6 Metallen
Aminosäure: Eiweißbaustein
Anomalie: Mißbildung
antibiotisch: gegen das Leben gerichtet
antioxidativ: Hemmung freier Radikale
Arterie: Gefäß, das vom Herzen wegführt
Aspergillus niger: Schimmelpilz
Balance: Gleichgewicht
Base: Flüssigkeit mit einem pH-Wert über 7,0
beta-Carotin: Vorstufe des Vitamin A
Biochemie: Ablauf aller chemischer Reaktionen in unserem Organismus
Bioflavonoide: sekundäre Pflanzeninhaltsstoffe
Biokatalysator: Beschleuniger von chemischen Reaktionen im Organismus
Bypass: Umgehung einer Gefäßverengung,entweder natürlich oder künstlich
Candida albicans: Hefepilz
Chromosom: Sitz der Erbinformation
Co-Enzym: meist ein Vitamin B
Darmflora: alle im Darm vorkommende Keimarten
Defizit: Mangel
Denaturierung: Zerstörungsvorgang von Eiweißen
Depot: Lager
Diacetyl: Geruchsstoff
DNS = Desoxyribonukleinsäure: Träger der genetischen Informationen
Dysbalance: Ungleichgewicht
Elektrosmog: Überbegriff für elektronische Strahlenbelastung
Ethanol: Alkoholart
Evolution: Entwicklungsprozeß
exkretorisch: nach außen absondernd

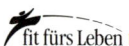

Fettsäuren: Abbauprodukt im Stoffwechsel
freie Radikale: aggressive Sauerstoffelektronen
Fungizid: Pilzvernichtungsmittel
Genußgift: Zigaretten, Kaffee, Tee, Alkohol
Geotrichum candidum: Schimmelpilz
Harnsäure: Abbauprodukt des Purinstoffwechsels
Hefe: Pilzart
Hepatitis-Virus: Erreger der Leberentzündung
Hyphen: Pilzart
Immunkaskade: Ablauf mehrerer Immunreaktionen
Inaktivierung: Völlige Hemmung einer Aktivität
Insektizid: Insektenvernichtungsmittel
Kohlendioxyd: Verbindung aus Kohlenstoff und Sauer-
stoff
Konstitution: Beschaffenheit
Lifestyle: Lebensstil
Lupus erythematodes: Autoimmunkrankheit mit Betei-
ligung der Haut und bestimmter Organe
Morbus Crohn: entzündliche Erkrankung des Darmes
Met: alkoholisches Getränk aus Honig
Mikroorganismus: Kleinstlebewesen, z.B. Virus
Mitochondrien: Bestandteil einer Körperzelle
Molekül: Verbindung mindestens zweier Atome
MS Multiple Sklerose: Nervenerkrankung
Nystatin: Substanz mit pilzabtötender Wirkung
Ökosystem: Umwelt
Östrogen: weibliches Hormon
Ozon: dreiwertiger Sauerstoff, Gas der Erdumhüllung
Pestizid: Unkrautvernichtungsmittel
pH-Wert: Meßeinheit für die Wasserstoffionenkonzentra-
tion einer Flüssigkeit
Pilzspore: keimfähige Pilzzelle

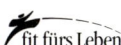

plasmaspezifisch: zur Blutflüssigkeit gehörend

Proteolyse: Abspaltung von Eiweißen

Quantum: Menge

radioaktiv: eine Substanz, die ionisierende Strahlen abgibt

Redoxsystem: Reaktionsablauf, an dem Sauerstoff und Wasserstoff beteiligt sind

Rekonvaleszenz: Wiedergenesungsphase

Resorption: Aufnahme einer Substanz im Körper

RNS = Ribonukleinsäure: Eiweißverbindung in der Zelle mit wichtigen Informationen

Salmonellen: Erreger einer Darminfektion

Säure: Flüssigkeit mit einem pH-Wert unter 7,0

Schwermetall: z.B. Aluminium, Blei, Chrom, Nickel etc.

Shigellen: Erreger einer Darminfektion

Staphylokokken: kugelförmige Bakterien in Traubenformation

Streptokokken: kugelförmige Bakterien in Kettenanordnung

Substrat: Grundstoff einer chemischen Verbindung

Synthetisierung: Aufbauleistung

Tumor: Geschwulst im Gewebe

Uterus: Gebärmutter

Vene: Gefäß, das zum Herzen hinführt

Xenobiotika: Sammelbegriff für Umweltgifte

Yersinia: Erreger einer Darminfektion

Zyklus: immer wiederkehrendes Ereignis

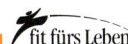

Nachwort

Gesund sein – Gesund bleiben mit der natürlichen Gesundheitslehre

Für die Gesunderhaltung des menschlichen Organismus – und dazu gehören Körper, Geist und Seele – spielen sowohl unsere Lebensgewohnheiten als auch unsere Lebensumstände eine große Rolle.

Krankmachende Organismen, gleich welcher Art, können sich nur ausbreiten, wenn auch der Nährboden entsprechend vorhanden ist, sprich: wenn unser Immunsystem geschwächt ist.

Krankmachende Organismen können sich nur ausbreiten, wenn unser Immunsystem geschwächt ist

Es ist zwar wunderbar, daß uns mit Enzymhefezellen ein Mittel zur Stärkung unseres Immunsystems zur Verfügung steht – nur wird diese Hilfe nicht von langer Dauer sein, wenn die Ursachen, die zu der mißlichen Lage führten, nicht abgestellt werden.

Wer wirklich gesund bleiben will, der muß sich darüber klar werden, daß nur er selbst es in der Hand hat, seine krankmachenden Lebensgewohnheiten aufzugeben und sie durch ein sozusagen vitales Lebensmanagement zu ersetzen. Für einen gewissen Zeitraum sollten schon einige tiefgreifende Umstellungen erfolgen, von denen manches in den langfristigen Lebensplan mit aufgenommen werden kann. Was das im einzelnen ist und wie es in die Praxis umgesetzt werden kann, damit beschäftigt sich die natürliche Gesundheitslehre. Informationen darüber, wie diese Philosophie tatsächlich gelebt werden kann, erhalten Sie vom Fit fürs Leben-Service des Verlages.

Gudrun Dümer, Heilpraktikerin

117

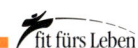

Stichwortverzeichnis

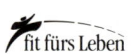

Osteoporose 27, 54
Oxydoreduktasen 16f.

Papain 31
Papaya 29, 31, 52, 77
Pepsin 15
Pestizide 99
Pfeilwurzmehl 60
Pflanzensäfte 15, 18
Pilzbefall 101, 104, 109ff.

Quecksilber 98

Radikale, freie 20, 24, 97,
98, 99
Risikofaktoren 38

Saccharomyces cerevi-
siae 20
Säurebelastung 30
Schwermetalle 98
Sesam 55
Sojabohne 29, 31
Spermiogenese 99
Spurenelemente 15, 21, 51,
93, 97, 99
Stoffwechselgifte 61, 97

Thrombosen 37, 39, 51, 54
Transferasen 16f.
Trockenfrüchte 59, 75
Trypsin 15, 31

Übersäuerung 47
Umweltgifte 85, 98f., 101
Urindiagnose 103

Verdauungsenzyme 15
Verkalkungen 37
Viren 30f., 97
Vitalstoffe 47, 51, 83, 98
Vitamin C 21, 22, 35, 37,
38
Vitamine 21, 22, 35, 41, 51,
94, 97, 99
Voll, Dr. med 102

Weißkohlsaft 29
Weizenkeimextrakt 21
Weizenkeimöl 21, 92f.

Xenobiotika 98

Zellschäden 24
Zucker 30, 47, 48

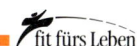

Literaturverzeichnis

Besson, Dr. Philippe-Gaston, »Dynamisch leben durch Säure-Basen-Gleichgewicht«, Waldthausen Verlag

Bragg, Dr. Paul C. und *Bragg, Dr. Patricia,* »Gesund essen ohne Irrtümer«, Waldthausen Verlag

Bragg, Dr. Paul C. und *Bragg, Dr. Patricia,* »Wunder des Fastens. Fitness und Jugend durch individuell richtiges Fasten«, Fit fürs Leben-Verlag

Diamond, Marylin, »Neue Eßkultur mit SonnenKost«, Waldthausen Verlag

Diamond, Marylin und *Harvey,* »Fit für's Leben.«, Bd. 1 und 2, Waldthausen Verlag

Eschmann, Nicole und *Weise, Dr. Devanando O.,* »Sanfte Darmreinigung zu Hause. Mit Ayurveda zu neuem Wohlbefinden«, Fit fürs Leben-Verlag

Geesing, Dr. med. Hermann, »Die beste Waffe des Körpers: Enzyme. Aktivieren Sie Ihre Biokatalysatoren«, F. A. Herbig Verlagsbuchhandlung

Glenk, Wilhelm und *Neu, Sven,* »Enzyme. Die Bausteine des Lebens – wie sie wirken, helfen und heilen«, Heyne Verlag

Langer, Manfred G., »Gesund werden – gesund bleiben mit SonnenKost«, Waldthausen Verlag

Leibold, Gerhard, »Enzymtherapie. Vorbeugen und heilen mit lebenswichtigen Biokatalysatoren«, Dr. Werner Jopp Verlag

Moran, Victoria, »Streicheleinheit Essen. Das Verwöhnbuch für Frauen«, Fit fürs Leben-Verlag

Scholz, Dr. med. Peter, »Brottrunk. Gesundheit aus dem Getreidekorn. Heilen, entschlacken und genießen«, Fit fürs Leben-Verlag

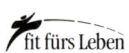

Schultz-Wittner, Dr. med. Thomas, »Das Buch der ganzheitlichen Darmsanierung. Gesund durch Colon-Hydro-Therapie«, Fit fürs Leben-Verlag

Simonsohn, Barbara, »Papaya – der Baum der Gesundheit«, Fit fürs Leben-Magazin, 3/1998, S. 26

Spiller, Wolfgang, »Dein Darm – Wurzel der Lebenskraft«, Waldthausen Verlag

Spiller, Wolfgang, »Macht Kuhmilch krank?«, Waldthausen Verlag

Spiller, Wolfgang und *Hohler, Hubert,* »Vegane Rohkost«, Verlag Natürlich & Gesund

Studienbriefe Nr. 39 und 43, Waldthausen Verlag

Weihofen, Jürgen, »Hefe-Trink-Kur«, Sanoform-Verlag

Weihofen, Jürgen und *Wolz, G.,* »Zell-Hefepräparate. Fachinformation für Therapeuten«, Dr.Wolz Zell Hefepräparate GmbH

»Wirkung eines biologischen Kombinationspräparates auf Enzym-Hefezellbasis auf Muskelstreß und Immunsystem«, Deutsche Zeitschrift für Sportmedizin, Dezember 1997 sowie Ärzte-Zeitung vom 21. Januar 1998

Wraba, Heinrich und *Pecher, Otto,* »Enzyme – Wirkstoffe der Zukunft«, Orac-Verlag

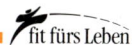

Über den Autor

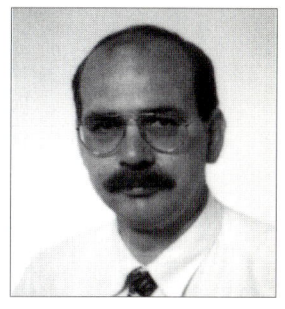

Wolfgang Spiller* arbeitet seit 1981 als Heilpraktiker und Ernährungstherapeut. Er gründete 1984 die Schwarzwald-Klinik, Fachklinik für Ernährungsmedizin, in Villingen. Seit 1989 arbeitet er wieder in eigener Gesundheitspraxis in Villingen.

1992 hospitierte der Autor in der *Max-Gerson*-Klinik in Tijuana. Seit 1988 ist er der Lebenskunde und der natürlichen Gesundheitslehre verbunden. Sein Lebenswerk ist das Villinger Modell, mit dem er vielen chronisch kranken Menschen helfen konnte. Durch die Arbeiten von *Seeger, Gerson* und *Wolz* inspiriert, beschäftigt er sich seit Jahren mit Enzymhefezellen, die heute ein wichtiger Bestandteil seines naturheilkundlichen Wirkens sind.

Vorträge im In- und Ausland, zahlreiche Publikationen sowie eine Vielzahl von Büchern haben ihn nicht nur im Kreise der Gesundheitsbewegung bekannt gemacht. In Seminaren, Ausbildungen und Workshops vermittelt er sein Wissen an interessierte Menschen.

Wolfgang Spiller

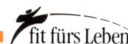

Kontaktadressen

Nähere Informationen über Enzyme und Enzymhefezellen
erhalten Sie bei:

Arbeitskreis Enzym-Hefe
Am Abtswald 64
D-65366 Geisenheim

Institut für biologische Medizin
und angewandte Ernährungstherapie
Niederestraße 24
D-78050 Villingen-Schwenningen

Gesundheitspraxis
Wolfgang Spiller
Niederestraße 24
D-78050 Villingen-Schwenningen
Telefon (07721) 45 03

Fit fürs Leben-Service
Stendorfer Straße 3
D-27721 Ritterhude
Telefon (04292) 81 63 10

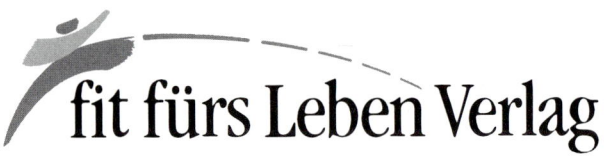

fit fürs Leben Verlag

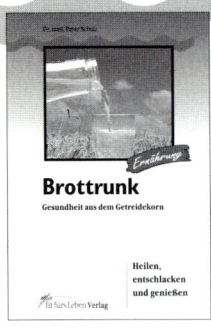

Brottrunk
Gesundheit aus dem Getreidekorn

Heilen,
entschlacken
und genießen

fit fürs Leben Verlag

Trinken, essen, baden, einreiben – Brottrunk ist ein einmaliges Universalmittel für Gesundheit und Wohlbefinden. Dieser Ratgeber erklärt anschaulich die positiven Auswirkungen von Brottrunk auf die Gesundheit.
Die Grundlage dieses besonderen Saftes ist ein Brot, das nach einem speziellen Verfahren aus biologisch angebautem Getreide gebacken wird. In einem langen Vergärungs- und Fermentierungsprozeß entwickeln sich Fermente, Enzyme und Milchsäure. Milchsäure ist für den Organismus besonders wichtig, da sie den Säure-Basen-Haushalt des Körpers reguliert, die Darmflora bei der Abwehr von schädlichen Stoffen unterstützt und den Säureschutzmantel der Haut aufrechterhält.
Neben den therapeutischen Möglichkeiten werden in diesem Buch auch schmackhafte Rezepte vorgestellt.
128 Seiten, kartoniert ISBN 3-89526-024-X

Dr. Paul C. Bragg und *Dr. Patricia Bragg* schildern in ihrem »Fasten-Klassiker«, wie jeder Fasteninteressierte seine individuelle Fastendauer herausfinden kann. Durch ihre praxisnahen Anleitungen für kürzere und längere Fastenkuren erleichtern sie auch den Menschen den Einstieg, die sich das Fasten bisher noch nicht zugetraut haben.
Das ganzheitliche Fasten-Programm von *Paul* und *Patricia Bragg* befaßt sich mit dem gesamten Menschen – der Seele, dem Geist und dem Körper.
»Wunder des Fastens« liegt jetzt in einer vom Gesundheitspraktiker *Dierk Hüllenhagen* überarbeiteten Ausgabe vor. *Dierk Hüllenhagen* hat auf seinen Fasten-Seminaren zahlreiche Fastende nach dem Bragg-Programm betreut und schildert, welche Probleme während des Fastens auftreten und wie sie bewältigt werden können.
176 Seiten, kartoniert ISBN 3-89526-022-3

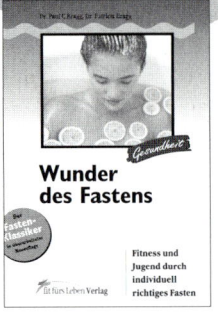

**Wunder
des Fastens**

Fitness und
Jugend durch
individuell
richtiges Fasten

fit fürs Leben Verlag

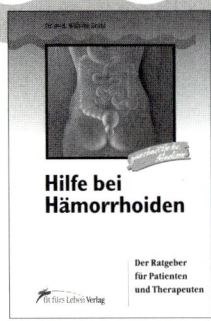

**Hilfe bei
Hämorrhoiden**

Der Ratgeber
für Patienten
und Therapeuten

fit fürs Leben Verlag

In seinem Ratgeber »Hilfe bei Hämorrhoiden« klärt Dr. *Wilhelm Brühl* sachlich und für den Laien verständlich über mehr als zwanzig Darmerkrankungen und ihre Ursachen auf. Er beschreibt Wege, wie man selbst oder mit medizinischer Hilfe mit den Beschwerden fertigwerden kann.
Mit einer gesunden Ernährung und der richtigen Analhygiene kann vielen Verdauungsstörungen erfolgreich vorgebeugt werden. Bei Verstopfung können einfache gymnastische Übungen die Darmtätigkeit unterstützen. Auch Massagen, die morgens vor dem Aufstehen oder auf der Toilette durchgeführt werden, fördern den Stuhldrang.
»Hilfe bei Hämorrhoiden« ist übersichtlich gegliedert und wird durch ein Glossar ergänzt, in dem die wichtigsten Begriffe zum Thema Darmerkrankungen ausführlich erklärt werden.
128 Seiten, kartoniert ISBN 3-89526-023-1

Erhältlich in jeder Buchhandlung. Fordern Sie unser Gesamtverzeichnis an:
Stendorfer Straße 3 · 27721 Ritterhude · Tel. 04292 - 816344 · Fax 04292 - 816329

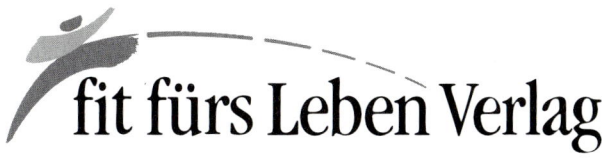

fit fürs Leben Verlag

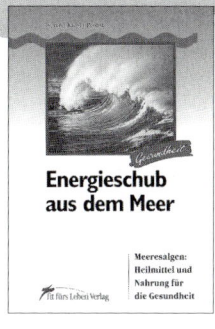

Energieschub aus dem Meer

Meeresalgen: Heilmittel und Nahrung für die Gesundheit

Mit Schwung und Elan das Leben meistern ist ein vielgehegter Wunsch. Durch Krankheit oder Erschöpfung kann die Lebenskraft jedoch entscheidend geschwächt sein. Wie man sich mit Algen einen »Energieschub aus dem Meer« verschaffen kann, schildert *Dr. med. Karel Probst* auf eindrucksvolle Weise. Denn Meeresalgen können für unsere Gesundheit Erstaunliches leisten: Kein anderes Naturprodukt enthält so viele Mineralien, Spurenelemente, Aminosäuren und Vitamine wie Algen aus dem Meer. Weit über 80 verschiedene Elemente sind nachweisbar. Der in der Alge enthaltene Pflanzenstoff Algin ist darüber hinaus in der Lage, ca. 30% des Eigengewichts an Schwermetallen, wie zum Beispiel Amalgam, zu binden und über den Darm auszuscheiden.
128 Seiten, kartoniert ISBN 3-89526-015-0

Die ganzheitliche Darmsanierung durch die Colon-Hydro-Therapie zählt zu den wirkungsvollsten Methoden der Gesundheitsvorsorge. Dieser Ratgeber aus der Reihe »Ganzheitliche Medizin« wurde von sechs Medizinern geschrieben, die in ihrer Praxis sehr gute Erfahrungen mit dieser Form der Darmreinigung gemacht haben.
Die Ursachen von Darmerkrankungen sowie ihre Behandlungsmöglichkeiten mit der Colon-Hydro-Therapie werden ausführlich beschrieben. Aber auch bei anderen Krankheiten, die oftmals nicht mit dem Darm in Verbindung gebracht werden, wie z.B. Allergien und Asthma, werden die beachtlichen therapeutischen Erfolge aufgezeigt, die durch eine Darmsanierung erzielt werden können.
128 Seiten, kartoniert ISBN 3-89526-016-9

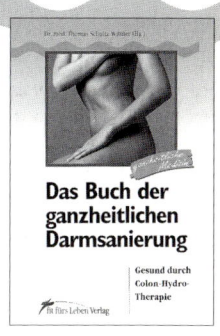

Das Buch der ganzheitlichen Darmsanierung

Gesund durch Colon-Hydro-Therapie

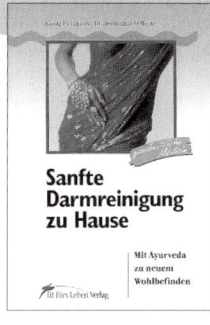

Sanfte Darmreinigung zu Hause

Mit Ayurveda zu neuem Wohlbefinden

Die Wichtigkeit einer natürlich funktionierenden Verdauung für die Gesundheit und das Wohlbefinden des Menschen findet in der modernen westlichen Welt kaum Beachtung. Dabei ist ein intakter Darm die Grundvoraussetzung ganzheitlicher Gesundheit, wie *Nicole Eschmann* und *Dr. Devanando Weise* in ihrem Buch »Sanfte Darmreinigung zu Hause« interessant und fachlich fundiert darstellen. Als traditionelle Methode zur Vorbeugung und Heilung versucht Ayurveda, den Menschen in seiner Ganzheit zu verstehen und zu behandeln. Diese alte indische Lehre bietet eine sanfte und natürliche Methode der Darmreinigung, die problemlos zu Hause durchgeführt werden kann. Die Autoren haben sich dem vernachlässigten Thema Darmgesundheit durch Darmreinigung und ayurvedische Ernährung kompetent und einfühlsam angenommen.
128 Seiten, kartoniert ISBN 3-89526-012-6

Erhältlich in jeder Buchhandlung. Fordern Sie unser Gesamtverzeichnis an:
Stendorfer Straße 3 · 27721 Ritterhude · Tel. 04292 - 816344 · Fax 04292 - 816329

fit fürs Leben

Gesundheit unter einem Dach

Fit fürs Leben hat es sich zur Aufgabe gemacht, eine natürliche Lebensweise zu fördern: Wir zeigen Ihnen Wege auf, wie Sie Ihre natürlichen Ressourcen reaktivieren und eigenverantwortlich mit Ihrer Gesundheit umgehen können und stehen Ihnen bei Bedarf mit gutem Rat zur Seite.

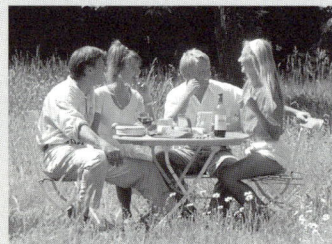

Fit fürs Leben-Infodienst
Stendorfer Straße 3
27721 Ritterhude
Telefon 0 42 92 - 81 63 10
Fax 0 42 92 - 81 63 29

Seeschlößchen Dreibergen
Deutschlands erstes »Fit fürs Leben-Hotel« liegt an der Sonnenseite des Zwischenahner Meeres.

Fit fürs Leben- und Waldthausen Verlag
Veröffentlichen Bücher zu wichtigen Gesundheits-themen wie bewußte Ernährung, natürliche Lebensweise, reines Wasser und alternative Medizin.

Bionika Versand
Vielseitiges Sortiment mit praktischen und gesunden Dingen, die für eine vitale Lebensweise im Einklang mit der Natur wichtig sind und das Leben lebenswert machen.

Fit fürs Leben-Magazin
Bietet den Lesern sechsmal jährlich aktuelle Tips, Berichte und Reportagen rund um eine natürliche Lebensweise und allgemeine Umweltfragen.

Fit fürs Leben-Kolleg
Das »Fit fürs Leben-Kolleg« bietet allen Interes-sentInnen eine umfangreiche Auswahl an Aus-bildungen, Fernlehrgängen, Seminaren und Vorträgen zum Thema »Ganzheitliche Gesund-heit« an.